Böhlau

Ferdinand Cap

Wie man 130 Jahre alt wird

Der Mensch als Wesen der Natur

Böhlau Verlag Wien · Köln · Weimar

Gedruckt mit Unterstützung durch:
Bundesministerium für Wissenschaft und Forschung, Wien
Amt der Tiroler Landesregierung, Kulturabteilung

BM.W_F^a

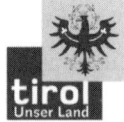

Umschlagabbildungen:
© Foto: Derek Berwin/The Image Bank/Getty Images
Autor: Fotostudio Stanger, Innsbruck

Umschlagentwurf: Michael Haderer

ISBN 978-3-205-78202-5

Gedruckt auf umweltfreundlichem, chlor- und säurefrei gebleichtem Papier.

Satz: Dr. Therese Cap unter Verwendung des Satzprogramms LaTex und
des Mathematica Programms von Wolfram
Druck: CPI Moravia Books, Pohorelice

Vorwort

Das menschliche Leben ist der höchste Wert, der durch die Evolution entstanden ist. Was aber ist Leben, wie kam es dazu und warum und wann geht es zu Ende? Der Mensch ist ein von der Natur hervorgebrachtes Wesen, auf das naturwissenschaftliche und medizinische Erkenntnisse anwendbar sind. In diesem Buch finden Sie eine Physik des Lebens. Sie werden lesen, wie physikalische, chemische und biologische Vorgänge das Leben steuern und zu einem Höhe- und Endpunkt führen. Naturwissenschaftliche Forschung hat in der modernen Medizin großartige Erfolge hervorgebracht. Diese Tatsache allein beweist schon, dass Gesundheit, Leben und der natürliche Alterstod des Menschen naturwissenschaftlich verstanden werden können.

Auf dem Weg in die Geheimnisse von Leben und Tod werden uns Physik, Mathematik und Chemie begegnen. Diese Beschreibungen setzen jedoch keinerlei Vorkenntnisse voraus. Der Weg wird lang sein. Der Autor bittet Sie, ihm auf diesem Weg von Physik und Chemie, dann zur Biologie, den Chromosomen und der DNA (DNS) und den Genen zu folgen. Der Führer wird die Entropie sein. Diese berechenbare und messbare Größe ist für alle Naturvorgänge von größter Bedeutung. Der Mensch sollte so leben, sich so ernähren, dass er die ansteigende Entropie seines Körpers immer wieder verringert. So könnte es gelingen, zumindest das theoretisch mögliche Alter von 130 Jahren zu erreichen. Die Antworten, welche die Physik und die Medizin auf die Frage der Lebenszeit haben, werden Ihnen in diesem Buch begegnen.

6

Wenn wir erfahren, warum der Mensch stirbt, dann wollen wir aber auch wissen, wann. Gibt es Möglichkeiten, den Zeitpunkt des natürlichen Todes hinaus zu schieben? Ratschläge zur Ernährung, zu Sport und anderen Tätigkeiten werden besprochen. Wie steht es aber mit der Quantentheorie? Was ist sie, wie kam man auf sie und hat sie vielleicht Einfluss auf die Lebensvorgänge, auf Denken und Willensentscheidungen? Was bedeutet der heutige Erkenntnisstand der Naturwissenschaft für das Leben des einzelnen Menschen? Wie hängt die Evolution mit der Entropie zusammen?

Ein ausführliches Literaturverzeichnis wird dem Leser Gewissheit darüber geben, dass alles, was der Verfasser hier vorbringt, dem modernen Stand der Wissenschaft entspricht.

Spinoza sagte einst: „Der freie Mensch denkt über nichts weniger nach als über den Tod. Weisheit liegt darin, nicht über den Tod, sondern über das Leben nachzudenken."

Innsbruck, im März 2008

Inhaltsverzeichnis

„Wir nehmen Nahrung zu uns, die der Körper in kleine
Teilchen zerlegt, und daraus baut er wieder Fleisch, Knochen
und Sehnen auf, also muss es kleine Teilchen geben,
die die ganze Welt aufbauen"
(nach Anaxagoras, 500 – 428 v.Chr.)

1   Der Mensch besteht aus Materie

1.1 Moleküle und Atome

Wenn man eine Substanz des Alltags, etwa Milch, untersucht, so findet man, dass viele Stoffe ein Gemisch aus mehreren chemischen Verbindungen sind. So besteht beispielsweise Kuhmilch zu 88 % aus Wasser, zu 4 % aus Fett, zu
4 % aus Eiweiß und zu 4 % aus Milchzucker. Diese chemischen Verbindungen sind jedoch nicht immer völlig rein. So
enthält Wasser fast immer Luftbläschen oder gelöste Salze etc. Destilliertes Wasser ist völlig rein. Die Teilchen, aus
denen eine reine chemische Verbindung besteht, heißen *Moleküle*. Sie definieren durch ihre chemische Formel eine reine
chemische Verbindung. Moleküle sind aus *Atomen* zusammengesetzt. So besagt die chemische Formel H_2O für das
Wassermolekül, dass dieses aus zwei Wasserstoffatomen H
und einem Sauerstoffatom O zusammengesetzt ist. Abbildung 1 zeigt ein Wassermolekül.

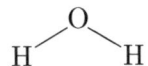

Abb. 1. Wassermolekül
Den Abstand eines H-Atoms zum O-Atom nennen wir d.

Um nun genau beschreiben zu können, wie groß der Abstand d ist, müssen wir neue Maßstäbe kennen lernen und ein wenig einfache Mathematik betreiben.

1.2 Neue Maßeinheiten und einfache Mathematik

Die Einheiten Meter (m) oder Zentimeter (cm) sind wohl jedem Leser bekannt. Da Moleküle und biologische Zellen sehr klein sind, benötigen wir aber neue Einheiten. Zunächst ein wenig Mathematik, siehe Tabelle 1.

		x	$\log x$
1	=	10^0	0
10	=	10^1	1
100	=	10^2	2
1000	=	10^3	3
0,1	=	10^{-1}	-1
0,01	=	10^{-2}	-2
0,001	=	10^{-3}	-3
0			$-\infty$

Tab. 1. Zehnerpotenzen und der Logarithmus

Den Begriff *Logarithmus* werden wir nicht mehr benötigen; in dieser Tabelle ist jedoch klar gezeigt, was damit gemeint ist und welche Werte der Logarithmus von einigen einfachen Zahlen hat. Nun haben wir die Hilfsmittel, mit denen wir neue Längeneinheiten definieren können, vgl. Tabelle 2.

10^3 m = 1 km	irdische Entfernungen
10^{-3} m = 1 mm	feine Drähte, Mikrowellen, Handystrahlung
10^{-6} m= 1 μm (Mikrometer)	Chromosomen ～ 10 μm
10^{-9} m= 1 nm (Nanometer)	große Moleküle
10^{-10} m = 10^{-8} cm (Ångström)	Röntgenstrahlung, Molekulargröße, Lichtwellenlängen: 4000–7000 Å
10^{-12} m = 1 pm (Picometer)	Röntgenwellen, γ-Strahlen
10^{-13} m = 10^{-11} cm (X-Einheit)	Röntgenstrahlen
10^{-15} m = 1 fm (Femtometer)	Fermi, Größe eines Elektrons = 2,818 Fermi
10^{-18} = 1 am (Attometer)	Elementarteilchen

Tab. 2. Längeneinheiten

Damit können wir nun auch angeben, wie groß der Abstand d zwischen dem Sauerstoffatom und den Wasserstoffatomen in Abbildung 1 ist: d = 0,958 Å. Nun haben aber Atome und Moleküle Masse und daher auch ein Gewicht. Dieses könnte man natürlich in Gramm oder Kilogramm ausdrücken, würde dann aber wieder viele Zehnerpotenzen benötigen. Man hat sich daher geeinigt, das Gewicht des Sauerstoffatoms mit 16,000 *Atomgewichts*einheiten festzusetzen. Nach dieser Definition hat dann ein Wasserstoffatom H das Atomgewicht 1,0080 und das Wasser H_2O hat das *Molekulargewicht* 2 · 1,0080 + 16,000 = 18,0160 Atomgewichtseinheiten. Aber wie schwer in Gramm ist nun das Wasserstoffatom? Es würde auf einer Waage ein Gewicht von 1,6732 · 10^{-24} g anzeigen. Ein *Elektron* (ein sehr kleines negativ elektrisch geladenes Teilchen) bringt $9,108 \cdot 10^{-31}$ kg auf die Waage.

Bei dieser Berechnung des Molekülgewichtes haben wir eigentlich etwas geschwindelt. Damit das Molekül zusammenhält, sind Kräfte F zwischen den H-Atomen und dem Sauerstoffatom notwendig. Diese *Bindungsenergie E* haben wir vernachlässigt. Nach EINSTEIN hat aber jede Energie E eine Masse m, und diese haben wir nicht berücksichtigt. Bezeichnet man mit c die Lichtgeschwindigkeit von $2,99792 \cdot 10^8$ m/sec, also rund 300.000 km/sec, dann gilt für die Masse m der Energie E die berühmte EINSTEIN-*Formel*

$$E = mc^2 \tag{1.1}$$

Welche Einheiten ergeben sich daraus für Energie E?

Energie ist die Fähigkeit, Arbeit zu leisten. *Energie E = Kraft F* mal *Weg* m und wird in Joule (J) gemessen. Da *Leistung*, z.B. elektrischer Energieverbrauch, in Joule/sec = Watt (W) gemessen wird, ist auch Watt $\cdot$ sec (= Joule) eine Energieeinheit. Auch kWh (Kilowattstunden) werden als Einheit für den Energieverbrauch verwendet. In der Einheit Joule hat die Masse von 1 g nach der EINSTEIN-Formel den Energieinhalt von $9 \cdot 10^{13}$ J.

1.3 Der Bau des Atoms

Während Anaxagoras und Demokrit (ca. 470 v.Chr. geboren) annahmen, dass die kleinen Teilchen unteilbar seien („Atome"), wissen wir heute, dass auch alle Atome zusammengesetzt sind. Jedes *Atom* besteht aus einem *Atomkern*,

und diesen „umkreisen" Elektronen. Im primitiven Atombild in der Zeit vor der Quantentheorie dachte man sich,
dass die elektrisch negativ geladenen Elektronen den positiv
geladenen Atomkern auf stabilen Umlaufbahnen umkreisen.

Die sogenannte *Ordnungszahl Z* gibt für jedes Atom an,
wie viele Elektronen den Atomkern umkreisen. Gleichzeitig
gibt sie die Anzahl der positiven elektrischen Ladungen des
Atomkerns an und definiert die chemischen Eigenschaften
des betreffenden Atoms. So hat das einfachste Atom, das
Wasserstoffatom, die Ordnungszahl $Z = 1$. Sein Atomkern
besitzt nur eine positive elektrische Ladung. Er wird nur
von einem Elektron „umkreist". Verliert ein Atomkern ein
Elektron, so nennt man ihn ein positiv geladenes *Ion*. Dieser nackte Wasserstoffatomkern heißt *Proton*. (Es gibt auch
andere, schwerere Wasserstoffatomkerne, die aber für unsere
biologisch-medizinischen Überlegungen fast ohne Bedeutung
sind). Wenn sich ein Wasserstoffatom ein zweites Elektron ein-
fängt, dann hat es insgesamt eine negative Ladung und heißt
dann ein negatives Ion. Im chemischen Geschehen in den Zellen der Lebewesen spielen Ionen eine wichtige Rolle.

Interessant ist nun, dass ein Atomkern, der dauernd und
stabil zwei Elektronen an sich bindet, viel schwerer ist und
das Atomgewicht 4 besitzt ($Z = 2$). Es ist das chemisch
nicht reagierende Edelgas *Helium,* He. Atomkerne, die mehr
als 2 Elektronen dauernd halten wollen, müssen diese in
einer weiter entfernten Umlaufbahn (auch *Elektronenschale*
genannt) unterbringen. So hat das chemische *Element* Lithium, Li (Ordnungszahl $Z = 3$) zwei Elektronen in der
innersten Schale und ein drittes weiter draußen. Chemische
Elemente, die in der äußersten Schale nur ein Elektron besit-

zen, reagieren chemisch sehr ähnlich: H, Li, Na (Natrium, $Z = 11$), K (Kalium, $Z = 19$), Rb (Rubidium, $Z = 37$), Cs (Caesium, $Z = 55$) etc. Diese Elemente bilden die *Alkaligruppe*. Wenn die äußerste Elektronenschale voll ist, dann liegt ein chemisch inertes Edelgas vor (He, Ne (Neon, $Z = 10 = 2+8$), A (Argon, $Z = 18 = 2+8+8$), Kr (Krypton, $Z = 36$), Xe (Xenon, $Z = 54$) etc). Jene Elemente, die in der äußersten Schale genau ein Elektron weniger haben als die Edelgase, heißen *Halogene* (*Salzbildner*), sie ziehen begierig ein weiteres Elektron an sich und sind daher chemisch sehr reaktionsfreudig (F, Fluor, $Z = 9 = 2+7$; Cl, Chlor, $Z = 17 = 2+8+7$; Br, Brom, $Z = 35$; J, Jod, $Z = 53$ etc). Treffen zwei Na-Atome auf ein Cl-Molekül, so bildet sich das Salz NaCl: $2\,Na + Cl_2 = 2\,NaCl$.

Elemente, die für das biologische Geschehen große Bedeutung haben, sind Kohlenstoff (C, $Z = 6 = 2+4$), Stickstoff (N, $Z = 7 = 2+5$), Sauerstoff (O, $Z = 8 = 2+6$), Magnesium (Mg, $Z = 12$), Phosphor (P, $Z = 15$), Schwefel (S, $Z = 16$), Calcium (Ca, $Z = 20$), Eisen (Fe, $Z = 26$). Der menschliche Körper besteht beim Durchschnittsgewicht von 64 kg aus 22 chemischen Elementen, wobei 99 % die ersten 9 Elemente in der folgenden Formel umfassen (bis einschließlich Kalium K). Wollte man rein formal eine chemische Formel für den Menschen anschreiben, dann würde sie nach STERNER so aussehen:

$$H_{375.000.000} O_{132.000.000} C_{85.700.000} N_{6.430.000} Ca_{1.500.000}$$
$$P_{1.020.000} S_{206.000} Na_{183.000}\ K_{177.000} Cl_{127.000}\ Mg_{40.000} Si_{38.600}$$
$$Fe_{2.680} Zn_{2.110}\ Cu_{76} J_{14} Mn_{13} F_{13} Cr_7 Se_4 Mo_3 Co_1. \qquad (1.2)$$

Damit ist jedoch nicht gemeint, dass der Mensch aus

einem einzigen riesigen Molekül besteht. Ein 64 kg schwerer Mensch enthält 375 Millionen Wasserstoffatome und 132 Millionen Sauerstoffatome (35 kg) und damit etwa 38 kg Wasser.

Insbesondere der *Kohlenstoff* ist von Bedeutung, da er sich in verschiedener Weise mit anderen Atomen verbinden kann und es daher eine riesige Anzahl von Kohlenstoffverbindungen gibt (Organische Chemie). Das Kohlenstoffatom hat in seiner äußeren (zweiten) Elektronenschale 4 Elektronen. Es kann daher 1, 2, 3 oder 4 Elektronen zur Bindung mit einem anderen Atom abgeben (oder bis zu 4 Elektronen aufnehmen) und hierbei eine stabile 8-Elektronenkonfiguration bilden. Der Kohlenstoff wird daher als 1-, 2-, 3- oder 4-wertig bezeichnet. Der Sauerstoff ($Z = 8 = 2 + 6$) hat in seiner äußersten (zweiten) Schale 6 Elektronen und kann daher zur Bildung einer stabilen zweiten Edelgasschale (8 Elektronen) 2 aufnehmen oder 6 abgeben. Mit Kohlenstoff kann er daher bilden C=O Kohlenmonoxyd, O=C=O, CO_2 Kohlendioxyd. Mit Wasserstoff kann der Kohlenstoff viele Verbindungen bilden, etwa CH_4 (Methan) oder $H_3C–CH_3$, d. h. C_2H_6 (Äthan) oder $H_2C=CH_2$ also C_2H_4, Äthylen, oder HC≡CH, also C_2H_2 Acetylen. Mehr über Kohlenstoffverbindungen werden wir später erfahren. Beispielsweise Methan sieht so aus:

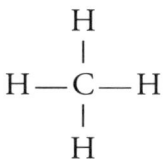

Die Theorie der Elektronenschalen macht es möglich, die Theorie der chemischen Bindung (und damit die gesamte Chemie!) auf die Atomphysik zurückzuführen.

1.4 Was ist nun diese Entropie, die alle Lebensvorgänge steuert?

Selbst so manche Physiker haben Schwierigkeiten, den Begriff der Entropie exakt zu erfassen. Die anschauliche und eindeutige Definition der Entropie werden wir im Kapitel 7 kennen lernen.

Im menschlichen Körper finden ununterbrochen Energieumsetzungen intern und im Austausch mit der Umwelt statt. Da gibt es eine Energiezufuhr durch die Ernährung, Energieabgabe an die kältere Umgebung, und im Inneren des Körpers wird für den Betrieb der Organe Energie verbraucht. Die Energie ist gewissermaßen der Buchhalter, der die Bilanz aufstellt. Es gibt aber daneben noch einen Betriebsdirektor, der anordnet, was bei einer bestimmten Temperatur zu geschehen hat. Die *Entropie* ist dieser Betriebsdirektor des Kraftwerkes Mensch. Der österreichische Nobelpreisträger SCHRÖDINGER hat schon vor mehr als 60 Jahren erstmals diese Zusammenhänge erkannt. Die Entropie steuert das Leben, sie lenkt die Evolution der Lebewesen und sie bestimmt auch den Zeitpunkt des natürlichen Alterstodes.

Während die Energie in Joule, kWh oder auch in Kilokalorien (Kilokalorie (kcal) = $4{,}187 \cdot 10^3$ Joule [J] = $1{,}16 \cdot 10^{-3}$ kWh) gemessen wird, misst man in der Physik die Temperatur in Grad Kelvin. Diese Temperaturskala hat zwar die-

selbe Gradgröße wie die bekannte Celsius-Skala, doch hat
sie einen anderen Nullpunkt. Die Kelvin-Skala beginnt beim
absoluten Nullpunkt. Das ist jene Temperatur, bei der die
Entropie immer Null ist. Diese Skala beginnt bei -273,15 °C.
Es gilt daher für eine Temperatur t in °C und für die gleiche
Temperatur T in °K gemessen der Zusammenhang T °K =
t °C + 273,15 °C.

Da die Entropie am absoluten Nullpunkt Null wird, ist es
notwendig, bei Anordnungen des Betriebsdirektors Entropie
immer die jeweilige Temperatur anzugeben. Man berechnet
und misst daher die Entropie S in der Maßeinheit Joule/°K
oder erg/°K oder auch Kilokalorien/°K.

Wenn ein Körper keinerlei Wechselwirkung mit seiner
Außenwelt hat, also kein Energieaustausch stattfindet, dann
steigt die Entropie des Körpers dauernd an. Lebende Materie, die andauernd in Wechselwirkung mit der Umgebung
steht, ist jedoch in der Lage, ihre Entropie zu verringern.
Diese Fähigkeit der Entropieverringerung unterscheidet lebende von toter Materie. Ein Mensch, der in einem völlig von
der Außenwelt abgeschlossenen Kasten leben würde, würde
bald sterben.

Entropieänderungen lassen sich leicht veranschaulichen.
Ein einfaches Beispiel soll dies zeigen: In einem System, welches mit seiner Umgebung weder Masse noch Energie aus-
tauscht, kann die Entropie niemals von selbst abnehmen.
Beispiel: Ein Kilogramm Wasser besitzt bei 10 °C die Entropie $S = 23,609$ kJ/°K, bei 50 °C $S = 24,162$ kJ/°K, bei
90 °C $S = 24,650$ kJ/°K. Mischt man 1 kg kaltes Wasser von 10 °C mit 1 kg warmem Wasser von 90 °C oder
kommen diese beiden Wassermassen bloß miteinander in

Berührung, dann entsteht erfahrungsgemäß 2 kg lauwarmes Wasser von 50 °C. Das lässt sich mit Hilfe der Mischungsrechnung leicht ausrechnen: (10° + 90°)/2=50 °C. Der Grund ist, dass die Entropie des Anfangszustandes, nämlich 23,609 + 24,650 = 48,259 kleiner ist als die Entropie des Endzustandes 24,162 + 24,162 = 48,324. Eine selbsttätige Umkehrung dieses Vorganges ist nun nicht möglich, weil sich sonst die Entropie des aus 2 kg warmem Wasser bestehenden Systems von 48,324 kJ/°K auf 48,259 kJ/°K verringern müsste, was dem 2. Hauptsatz der Thermodynamik widersprechen würde.

Dieser 2. Hauptsatz der Wärmelehre, auch *Entropiesatz* genannt, lautet: „Wärme (Energie) kann niemals von selbst von einem kalten Körper auf einen wärmeren Körper übergehen." Mehrere andere Formulierungen wie z.B. dass in einem abgeschlossenen System die Entropie niemals sinken kann, findet man im Abschnitt 7.2.

Wie nun die Entropie die Lebensabläufe steuert und dass das Entropiemaximum dem natürlichen Alterstod des Individuums gleichzusetzen ist, soll dieses Buch erläutern.

„Wahrlich gleich wie das Licht sich selbst
und die Dunkelheit offenbart,
so ist die Wahrheit das Maß ihrer selbst und des Irrtums"
(Spinoza)

2 Die Rolle elektromagnetischer Felder im biologischen Geschehen

2.1 Wie kam man auf Elektrizität und Magnetismus?

Bernstein (griechisch: *Elektron*) ist erhärtetes Baumharz, das aus geologischen Zeitaltern (Tertiär) stammt. Man findet es z.B. in der Ostsee. Reibt man Bernstein etwa mit einem Stück Stoff, dann lädt es sich negativ elektrisch auf. Jede elektrische Ladung erzeugt um sich herum ein *elektrisches Feld*. Ein Feld ist ganz allgemein ein Raumgebiet, in dem physikalische Größen gemessen werden können. Ein elektrisches Feld übt Kräfte auf elektrische Ladungen aus.

Schon im 11. Jahrhundert n.Chr. verwendeten Chinesen den Kompass, um sich mit Hilfe des natürlichen *Magnetfeldes* der Erde auf den Meeren zurechtzufinden. Später erkannte man, dass elektrische Ströme Magnetfelder erzeugen können. *Elektrische Ströme* entstehen durch *elektrische Spannungen*, d.h. durch örtliche Differenzen der elektrischen Feldstärke. Elektrische Spannungen misst man in *Volt* und die elektrische Feldstärke wird in Volt/m angegeben. Man vermutete bald einen engen Zusammenhang zwischen elektrischen und magnetischen Feldern. Der englische Physiker

MAXWELL hat die elektromagnetischen Felder durch die nach ihm benannten MAXWELL'schen Gleichungen im Jahre 1873 beschrieben. Die MAXWELL'schen Gleichungen sagten die Existenz elektromagnetischer Wellen voraus. Danach sollte jede beschleunigte oder verzögerte Bewegung einer elektrischen Ladung (Elektron, Ion) elektromagnetische Wellenfelder abstrahlen. Diese Wellen breiten sich dadurch im Raum aus, dass ein zeitlich veränderliches elektrisches (oder magnetisches) Feld ein magnetisches (oder elektrisches) Wellenfeld erzeugt.

Die Existenz solcher elektromagnetischer Wellen wurde 1887 von Heinrich HERTZ experimentell nachgewiesen (*Radiowellen*). Viele biologische und medizinische Abläufe in menschlichen und tierischen Körpern werden von elektromagnetischen Feldern verursacht. Beim Denken oder bei Willensentscheidungen auftretende elektrische Ströme und Spannungen können heute gemessen werden (EEG, *Elektroenzephalogramm*). Andererseits haben elektromagnetische Felder Einfluss auf Gedanken und Entscheidungen bis hin zu religiösen Vorstellungen. Auch die heute üblichen *Mobiltelefone* (*Handys*) haben biologische Wirkungen wie z.B. eine lokale Erwärmung des Gehirns. Ausstrahlungen von Handys haben dieselben Frequenzen wie Mikrowellenherde. Allerdings haben diese Leistungen von einigen hundert Watt und mehr. Handys haben Leistungen von einigen Watt, in USA bis zu 3,6 Watt. Die Weltgesundheitsorganisation schließt daraus, dass ernsthafte gesundheitliche Schäden durch Handys ausgeschlossen werden können. Immerhin wird aber in manchen Ländern geraten, das Handy nicht direkt am Kopf zu halten. Es wäre empfehlenswert, Freisprecheinrichtun-

gen zu verwenden. Von einer Verwendung von Handys ohne äußere Autoantenne wird dringend abgeraten, da im Inneren der metallischen Autokarosserie die Handy-Strahlung
verstärkt wird. Schwedische Forscher des Karolinska Institutes befürchten, dass durch intensiven Gebrauch von Handys nach längerer Zeit ein Gehirntumor entstehen könnte.
Mikrowellen von $1,1$ GHz können schon bei einer Leistung
von 2,22 mW bei längerer Bestrahlung der Augenlinse (50
Minuten und länger) zu einem grauen Star führen (1 GHz
= Gigahertz = 1 Milliarde Hertz = 1 Milliarde Schwingungen pro Sekunde). Dies wurde durch Versuche an Tieraugen
nachgewiesen. Die Linse (und wohl auch das Gehirn) soll
angeblich durch Mikrowellen auf bis 40 °C erwärmt werden
können.

2.2 Elektromagnetische Wellen

Was ist eigentlich eine Welle? Die periodischen Änderungen z.B. einer Wasseroberfläche sind wohl jedem Leser bekannt. In einer solchen Welle bewegen sich die Wasserteilchen hin und her. Das „Fortpflanzungsmedium" der Welle
ist das Wasser. Die Bewegung der Wasserteilchen wird durch
die Bewegungsmechanik beschrieben. Ursache der Welle ist
z.B. ein Windstoß oder ein ins Wasser geworfener Stein etc.

Wie kann man die Fortpflanzung von Wellen mathematisch beschreiben? Einige Grundbegriffe benötigen wir
später. Der Abstand von einem Wellenberg zum nächsten
Wellenberg heißt *Wellenlänge* und wird mit λ bezeichnet,
siehe Abbildung 2.

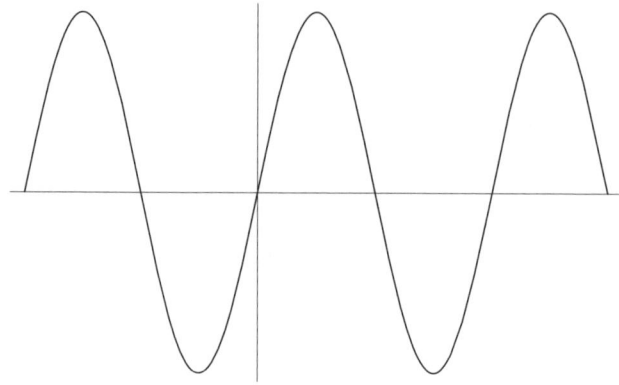

Abb. 2. Wellenlänge λ

Wenn sich eine Welle mit der Geschwindigkeit c (cm/sec, km/h ...) fortpflanzt, dann gilt die Formel

$$\lambda = c \cdot \tau = c/\nu, \quad \nu = c/\lambda. \qquad (2.1)$$

τ ist die Wellenperiode, gemessen in sec, und ν die *Wellenfrequenz* in *Hertz* (Schwingungen pro Sekunde). Für alle elektromagnetischen Wellen, also für Radiowellen, Wärmestrahlung, Licht, Röntgenwellen etc, gilt $c = 3 \cdot 10^{10}$ cm/sec $= 300\,000$ km/sec $= 3 \cdot 10^{8}$ cm/sec (*Lichtgeschwindigkeit*). Elektromagnetische Wellen benötigen kein „Fortpflanzungsmedium". Sie sind Träger von Energie und breiten sich überall, auch im leeren Raum aus. Sie entstehen durch die Bewegung elektrischer Ladung. Die Gesamtheit aller elektromagnetischen Wellen nennt man das *elektromagnetische Spektrum*, siehe Tabellen 3 und 4.

Quelle	Frequ. in Hertz	Wellenlänge
Längstwellensender	bis einige Hz	3 km – 100 km
Radiosender	10^3–10^9	30 cm – 3 km
Handy, Gigahertz	10^9–$3 \cdot 10^{11}$	1 mm – 30 cm
Moleküle	$\sim 10^{13}$	780 nm –1mm

Tab. 3. Nichtionisierende elektromagnetische Wellen

Quelle	Frequ. in Hertz	Wellenlänge
Licht	$1{,}27 \cdot 10^{15}$-$3{,}8 \cdot 10^{16}$	380 – 780 nm
Sonne	10^{17}–$0{,}5 \cdot 10^{18}$	$6 \cdot 10^{-10}$–$3{,}8 \cdot 10^{-7}$ m
Röntgen	$3 \cdot 10^{17}$–$5 \cdot 10^{18}$	$6 \cdot 10^{-12}$–10^{-9} m
Atomkerne	$3 \cdot 10^{18}$–$3 \cdot 10^{22}$	10^{-15}–10^{-10} m

Tab. 4. Ionisierende elektromagnetische Wellen

Die niedrigsten Frequenzen haben die *Gehirnwellen* des Menschen: 0,5 – 100 Hz. Wie man aus den Tabellen 3 und 4 sieht, überdecken sich manche Bereiche. (Manche Wellen können durch zwei verschiedene Arten erzeugt werden). Auch werden fallweise neben der Einheit Meter (m) auch noch andere Einheiten wie z.b. das Å (1 Å $= 10^{-8}$ cm $= 10^{-10}$ m) im Röntgenbereich verwendet. Die Radiowellen (kHz bis GHz $=$ 10^9 Hz) werden noch in Langwellen (bis 3 km Wellenlänge, Frequenzen in kHz), Mittelwellen (einige 100 kHz), Kurzwellen (einige bis etwa 20 MHz) und Ultrakurzwellen (bis etwa 100 MHz, meist auch durch Kanäle mit Nummern definiert), eingeteilt. Längstwellen (VLF) haben Wellenlängen von vielen km und können z.b. für Kommunikation im Meerwasser verwendet werden. Alle elektromagnetischen Wellen mit Wellenlängen kleiner als etwa 1 mm (Mikrowellen, Handy) haben mit der Frequenz ansteigende biologische Wirkungen (z.B. Wärmegefühl, Lichtempfindung, Sonnenbrand, Schäden in den Genen etc). Wenn Wellen in den Bereich der Wellenlänge von einigen nm kommen, dann haben sie die Fähigkeit der *Ionisierung,* d.h. sie können aus der Materie Elektronen herauslösen. Mikrowellenherde haben die noch nicht ionisierende Frequenz von 2,45 GHz. Die Wellenleistung der Herde beträgt meist 700 W. Handys haben Leistungen von einigen Watt bei Frequenzen von z.B. 1,8 GHz.

2.3 Seitlichkeit von Wellen

Bei einer Wasserwelle erfolgt die Auslenkung oft senkrecht („transversal") zur Ausbreitungsrichtung, d.h. zur Wasseroberfläche. Eine solche Welle heißt eine *transversale Welle.* Auch elektromagnetische Wellen sind transversal. *Longitudinale Wellen* wie etwa der Schall breiten die Störung (z.B. eine Luftverdichtung) in der Wellenausbreitungsrichtung fort und haben daher keine Seitlichkeit.

Bei elektromagnetischen Wellen kann man die „Seitlichkeit", die sogenannte Polarisation, leicht nachweisen. Man kann z.B. das Mineral Kalkspat in spezieller Weise zerschneiden und wieder zusammensetzen. Diese Vorrichtung heisst NICOL *Prisma (Polarisator).* Dieses ist in der Lage, aus natürlichem Licht verschiedener Seitlichkeit nur eine transversale Schwingungsrichtung herauszufiltern, indem es alle anderen „Polarisationsrichtungen" nicht durchlässt. Stellt man hinter den ersten Polarisator einen zweiten Polarisator, so dringt die volle Intensität des Lichts nur dann durch diesen durch, wenn die Schlitze („*Polarisationsebenen*") der beiden Nicol Prismen genau parallel zueinander stehen. Anderenfalls, z.B. bei 90° Verdrehung des zweiten Prismas, herrscht hinter diesem völlige Dunkelheit. Ist die Verdrehung weder 0° noch 90°, sondern ein Winkel dazwischen, dann tritt durch das zweite Prisma nur ein Teil jener Intensität durch, die auf das erste Prisma einfällt.

Sie werden nun vielleicht protestieren und fragen, was dies alles denn mit den Lebensvorgängen im menschlichen Körper zu tun hat. Vor den Kreuzzügen, also vor dem 12. Jahrhundert, süßte man in Europa nur mit Honig. Als dann der Rohrzucker importiert wurde, wurde dieser allenthalben zur Süßung verwendet. Nun haben alle Zucker die Eigenschaft, die Polarisationsebene zu drehen. Sie werden daher *optisch aktiv* genannt. Dieser Effekt des Drehens tritt auch bei gewissen chemischen Verbindungen auf. Solche die Polarisationsebene des Lichtes drehende Verbindungen treten in der Natur in verschiedenen Formen auf. Eine kleine Umordnung der Atome, meist des Kohlenstoffatoms, bewirkt in genau derselben chemischen Verbindung, dass eine die Polarisationsebene nach links drehende Substanz durch die räumliche Umordnung rechts drehend wird (oder umgekehrt). Dies kann in Einzelfällen zu biologischen Katastrophen führen. Das Schmerzmittel *Contergan* (Thalidomid) tritt in der pharmazeutischen Produktion in einer linksdrehenden und einer rechtsdrehenden Form auf. Solche chemische Verbindungen, die gleiches Molekulargewicht und genau die gleiche chemische Zusammensetzung (gleiche Summenformel), aber verschiedene räumliche Strukturen haben, heißen *Isomere*. Sie weisen verschiedene chemische und physikalische Eigenschaften auf. Die eine Form kann ein harmloses Schmerzmittel sein und die andere Form führt bei schwangeren Frauen zu einer Geburt von behinderten Kindern (Contergan-Baby). Ein weiteres Beispiel für verschiedene Eigenschaften von Isomeren stellt das Limonenaroma dar: Das rechtsdrehende Isomer riecht nach Orangen, das linksdrehende nach Zitronen. Auffallend ist, dass in den Lebewesen meist nur eine der beiden Arten (z.B. nur die linksdrehende Art) der optisch aktiven Verbindungen auftritt.

Auch Wasser kann als Isomer auftreten. Wasser tritt nämlich auch in der Form von Clustern auf. Durch schwache Anziehung von Molekülen kann sich z.B. H_6O_3 bilden, das in einer L- und einer R-Form auftritt. Diese können daher ebenfalls die Schwingungsebene des Lichtes drehen.

2.4 Elektromagnetismus und Entropie

In elektrischen Feldern stecken Spannungsdifferenzen. Diese Spannungsdifferenzen erzeugen längs eines Drahtes einen elektrischen Strom. Die Maßeinheit des elektrischen Stromes wird als Ampere (A) bezeichnet. Elektrische Spannungsdifferenzen werden in Volt (V) gemessen. Die elektrische Feldstärke wird in Volt/m gemessen. Wird diese Dimension mit A·sec multipliziert, fließt also unter einer Spannung von einem Volt ein Strom von einem A während einer Sekunde, so erhält man die hierdurch umgesetzte Energie in Joule. Natürlich kann die umgesetzte Energie auch in Kilowattstunden (kWh) oder anderen Einheiten angegeben werden.

In ähnlicher Weise kann man den Energietransport in elektromagnetischen Wellen der Frequenz ν berechnen. Der Betrag der Energie, die in der Zeiteinheit (sec) durch die Flächeneinheit 1 m^2 senkrecht zur Wellenausbreitung fließt, ist nach einer etwas komplizierten Rechnung proportional ν^4. Mit steigender Frequenz ν steigt somit die Energieübertragung sehr stark an. Wird Materie mit elektromagnetischen Wellen einer Frequenz größer als etwa 10^{15} Hertz bestrahlt, so kommt es zur *Ionisierung* der Materie. Ionisierung bedeutet, dass Elektronen oder andere geladene Teilchen durch elektromagnetische Wellen aus der Materie herausgelöst werden (*Photoeffekt, lichtelektrischer Effekt*). Man betrachte Tabelle 4 im Abschnitt 2.2.

Immer wenn Energie übertragen oder umgesetzt wird, kommt die Entropie ins Spiel. Der wesentliche Sachverhalt wird durch den *Entropiesatz* ausgedrückt. Er lautet: Bei jeder Energieumwandlung kommt es unvermeidbar zu Verlusten. Sie hängen von den jeweiligen relevanten Temperaturen ab. Die jeweils technisch realisierbare Energie („Arbeitsfähigkeit") heißt *Exergie*. Auch sie kann mit Hilfe der Entropie berechnet werden. Für die *Wirtschaftlichkeit* bzw. auch die CO_2-*Emissionen* einer Energieumwandlungstechnik ist der *Erntefaktor* maßgeblich. Dieser Faktor ist definiert als das Verhältnis der während der Lebensdauer der Anlage geernteten Nutzenergie zu der für die Installation der Anlage benötigten Primärenergie. Für *Photovoltaik* erhält man nach SEIFRITZ einen Erntefaktor von 1,8, wenn eine Lebensdauer von 15 Jahren angenommenn wird.

Auch bei dem heutzutage sehr modernen Sonnenbaden steigt die Körperentropie. Außerdem kann die Sonnenstrahlung Schäden an den Genen verursachen. Die dann von den Zellen eingeleiteten *Reparaturmaßnahmen* verbrauchen zusätzliche Energie, was die Entropie weiter erhöht.

Es gibt keine technischen, physikalischen oder biologischen Vorgänge, die nicht mit Entropieänderungen vor sich gehen.

„Vernunft, Mut und Triebe in Einklang machen glücklich"

(Plato)

„The Theory of Knowledge is a Product of Doubt"

(B. Russel)

3 Einige Kenntnisse der biologischen Chemie sind unerlässlich

3.1 Grundlagen

Als *Säure* bezeichnet der Chemiker eine Substanz, die in wässriger Lösung positiv elektrisch geladene Ionen (z.B. H^+ = *Protonen*) abgibt. Eine *Base* gibt in wässriger Lösung das negativ elektrisch geladene Ion OH^- ab. Kommen eine Säure und eine Base zusammen, so entsteht ein Salz:

$$HCl + NaOH = NaCl + H_2O,$$

d.h. Salzsäure HCl ergibt mit der Base (Lauge) Natriumhydroxyd das Kochsalz NaCl und Wasser. Eine analoge Reaktion gibt es mit Kalium K, das so wie Natrium ein *Salzbildner* ist. Die Begriffe Säuren und Basen spielen später bei der DNA und den Genen eine große Rolle.

Eine andere Säure, die vor allem eine medizinische Bedeutung hat, ist die *salpetrige Säure* HNO_2. Diese Säure zerfällt sehr leicht und bildet Nitrite. Nitrite sind Salze der salpetrigen Säure. Sie sind z.B. im *Pökelsalz* enthalten, das zur Konservierung von Fleischwaren dient. Nitrite bilden im Magen zunächst wieder salpetrige Säure HNO_2. Diese nimmt weitere Protonen aus der Magensäure auf, wodurch das *Nitrosyl* Ion NO^+ entsteht:

$$HNO_2 + H^+ = NO^+ + H_2O.$$

Organische Basen, d.h. solche, die Kohlenstoffatome enthalten, kommen in der Nahrung vor; sie heißen *Amine*. Im Magen treffen diese Basen auf das Nitrosyl und bilden *Nitrosamine*. Diese sind nach dem FACHVERBAND der chemischen Industrie stark *krebserregende* Substanzen. Gleichzeitiger Verzehr von Lebensmitteln, die *Ascorbinsäure (C-Vitamin)* enthalten, wirkt der Bildung von Nitrosaminen entgegen.

Eine andere Gruppe von biologisch interessanten chemischen Verbindungen stellen die *Kohlehydrate* dar. Nudeln, Mehl, Reis, Brot, Kuchen und *Zucker* gehören zu dieser Gruppe. Angesichts der Wichtigkeit der Zucker und ihrer optischen Aktivität für das biologische Geschehen und die Vererbung werden wir die Zuckerarten im nächsten Abschnitt behandeln. Kohlenstoffsäuren (*Carbonsäuren*) sind durch die *Carboxyl*gruppe

$$-C{\overset{\displaystyle O}{\underset{\displaystyle OH}{}}}$$

definiert.

Aminosäuren sind spezielle Carbonsäuren. Die 20 Aminosäuren, die in Proteinen vorkommen, haben die Struktur

$$R-\overset{\displaystyle H}{\underset{\displaystyle NH_2}{C}}-COOH$$

In ihnen werden einige Wasserstoffatome durch die Amino-
gruppe (NH_2) und einen Rest R ersetzt. Man sagt daher
auch, dass Proteine ein aus 20 Aminosäuren bestehendes
Buchstabenalphabet haben.

Peptide sind Verbindungen von Aminosäuren untereinander und bilden zusammen mit anderen Bestandteilen das
Eiweiß (*Protein*). Man spricht von einem Peptid, wenn das
Molekulargewicht bis zu 10 000 beträgt. Größere Peptide
nennt man ein Protein. Ein einfaches Protein wie das in den
roten Blutkörperchen vorkommende eisenhältige *Hämoglobin* hat ein *Molekulargewicht* 65 000. Es besteht aus 4 Po-
lypeptidketten. Diese schon relativ großen Makromoleküle
werden durch Wasserstoffbrücken zusammengehalten. Eine
Wasserstoffbrücke entsteht durch gegenseitige elektrostatische Anziehung von zwei Molekülen. Ein Teil der Brücke
kann ein Wasserstoffatom in einem Wassermolekül sein und
das andere ein Sauerstoffatom in einem anderen Wassermolekül. Solche Wasserstoffbrücken stellen eine schwache Bindung zwischen Molekülen dar. Sie spielen eine wesentliche
Rolle beim Aufbau der Doppelhelix der *DNA* (Desoxyri-
bonucleicacid = DNS = Desoxyribonucleinsäure). Manche
Nucleinsäuren enthalten Zuckerarten. Sie bauen Proteine
auf.

Proteine sind meist kristallisiert und enthalten neben
Wasserstoff, Kohlenstoff, Stickstoff und Sauerstoff meist noch
Schwefel (S) und Phosphor (P) sowie auch Spuren von Eisen
(Fe), Zink (Zn) oder Kupfer (Cu). Proteine können bis zu
mehreren hundert Aminosäuren enthalten. Von Proteinen
sind Molekulargewichte von 12 000 bis zu einer Milliarde bekannt.

3.2 Die Struktur der Zuckerarten

Zucker sind Kohlehydrate mit der Summenformel $C_nH_{2n}O_n$. Alle Zucker besitzen ein sogenanntes asymmetrisches Kohlenstoffatom. Dieser Begriff wird durch Vergleich der Abbildungen 4 und 5 anschaulich klar. In beiden Abbildungen ist das asymmetrische Kohlenstoffatom das erste von links. Zucker sind daher *optisch aktiv*. Sie spielen in der Vererbung eine Rolle, da die DNA Zuckerarten enthält.

Nach der Anzahl n in der Summenformel unterscheidet man verschiedene Zuckerarten. Erst für $n \geq 3$ ergeben sich nach den *Wertigkeiten* (Bindungsmöglichkeiten) der C, H und O Atome eine Realisierung der Summenformel der Zuckerarten. Man unterscheidet u.a.

$n = 5$, Fünferzucker (*Pentose*), $C_5H_{10}O_5$, z.B. *Ribose*.

Dieser Zucker kommt in der Nucleinsäure Ribonucleinsäure (RCA, RNA) vor. Seine Struktur ist in Abbildung 3 dargestellt. Es gibt mehrere Fünferzucker, die die gleiche Formel, aber verschiedene räumliche Strukturen haben.

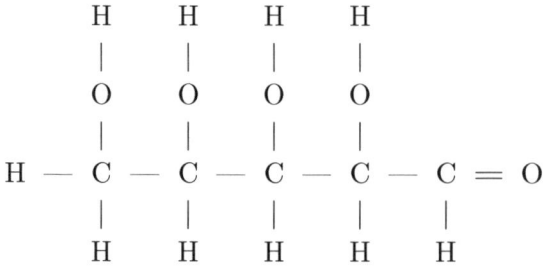

Abb. 3. Ribose

In der RCA tritt die Ribose in Ringform auf, wobei das

ganz rechts stehende C-Atom das ganz links stehende H-Atom des ersten C-Atoms aufnimmt. Die Doppelbindung des O-Atoms wird gelöst und dieses bindet sich, einen Ring schließend, an das ganz links stehende C an, wo das abgegebene H-Atom stand.

n = 6, *Hexose*, C6H1206, *Glucose (Traubenzucker), Fructose (Fruchtzucker).* Die einzelnen Hexosezucker unterscheiden sich durch ihre Struktur, sie sind *Isomere.* Isomere haben trotz gleicher Summenformel eine andere räumliche Struktur und verschiedene chemische und biologische Wirkungen. So benötigt z.B. das Gehirn *Glucose.* Die Struktur von *Glucose* ersieht man aus der Abbildung 4.

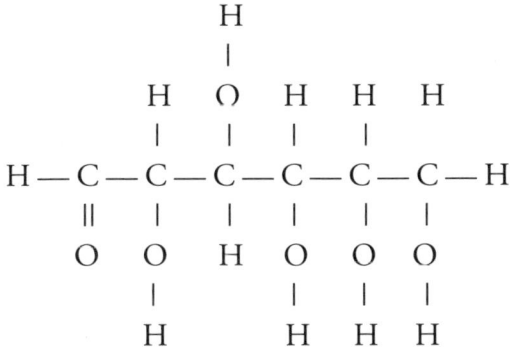

Abb. 4. Glucose (Traubenzucker)

Auch die Glucose kann in analoger Weise durch Auflösung der Doppelbindung des Sauerstoffatoms einen Ring bilden.

Die Struktur der Fructose ist in der Abbildung 5 dargestellt. Auch hier kann es zur Ringbildung kommen.

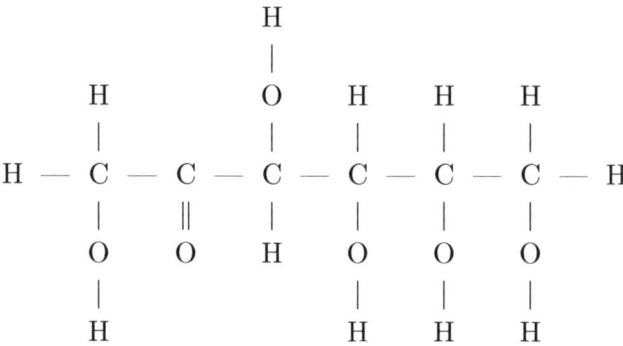

Abb. 5. Fructose (Fruchtzucker)

Ein Vergleich der Abbildungen 4 und 5 zeigt den Unterschied in der räumlichen Anordnung der Atome. Dieser Unterschied drückt die Isomerie aus. Infolge der verschiedenen räumlichen Anordnung der Atome kommt es bei gleicher Summenformel $C_6H_{12}O_6$ zu verschiedenen chemischen und physikalischen Eigenschaften.

Diese einfachen Zucker (Monosacharide) sind gesund. Sie treten fast immer in Ringformen auf.

Neben den einfachen Zuckerarten, die z.B. im Honig enthalten sind, verwendet man zum Süßen heute vorwiegend Mehrfachzucker wie Disacharide, die aus zwei einfachen Zuckern ringförmig zusammengesetzt sind. Wir führen als Beispiel nur den *Rohrzucker* (*Rübenzucker*) an. Er hat die Summenformel $C_{12}H_{22}O_{11}$. Er besteht aus ringförmiger Glucose und ringförmiger Fructose. Infolge der Ringbildung gehorchen Mehrfachzucker nicht mehr der Kohlehydratformel $C_nH_{2n}O_n = (CH_2O)_n$.

Kohlenstoffatome, an die vier verschiedene Atome oder Gruppen angebunden sind wie in Aminosäuren, heißen asymmetrisch und sind ebenfalls *optisch aktiv.*

Die theoretische Chemie ist heute in der Lage, solche und noch viel kompliziertere Moleküle zu berechnen und die in den Atombindungen steckenden Energiewerte vorauszuberechnen. So ist z.b. die Doppelbindung $C=C$ 1,743 mal so stark wie die Einfachbindung $C-C$. Beim Vergleich $C=C$ und $C-O$ ergibt sich der Faktor 2,057.

3.3 Freie Radikale

In der Chemie bezeichnet man als *Radikal* eine in sich stabile Atomgruppe, die noch kein abgeschlossenes Molekül bildet. Sie hat noch einen (oder mehrere) freie „Bindungsarme" wie z.B. die Carboxylgruppe. Ein Radikal kann sich daher noch irgendwo „anhängen". Wenn sich z.b. die Carboxylgruppe an ein H-Atom anhängt, dann bildet sich die Carbonsäure HCOOH (Ameisensäure). Solange sich ein Radikal noch nirgends angebunden hat, heißt es frei. Es ist dann chemisch noch ungebunden und stark reaktionsfähig. Unvorhergesehene biochemische Reaktionen durch solche Radikale können die Leistungen von Zellen beeinträchtigen und damit Unordnung (Entropiesteigerung, siehe Abschnitt 7.2) hervorrufen (MONOD). Es ist daher für den Körper wichtig, sogenannte *Radikalfänger* („Antioxydantien") zu erhalten. Die Forschung hat sich in den letzten Jahren bemüht, solche Radikalfänger zu finden. So fand man z.B., dass das Vitamin C die Produktion von OH-Radikalen verhindert (MERYN). *Flavonoide* (Blütenfarbstoffe), weiters z.B. Weizenkeimöl, Leinsamen, Haselnüsse, Soja, Sonnenblumenöl, Heidelbeeren, Himbeeren, Ananas, Preiselbeeren, Spargel, Artischoken, Bohnen, Spinat sind ebenfalls Radikalfänger. So konnte bewiesen werden, dass das Hungernlassen von Fruchtfliegen oder Würmern zu einer reduzierten Aufnahme freier Radikale und zu einer Lebensverlängerung führt. B. AMES von der Universität Berkeley konnte beweisen, dass das Antioxydationsmittel *Liponsäure* die Körperfunktionen alter Ratten stark verbesserte. Als Nahrungsergänzungsmittel ist diese Substanz bereits in Reformhäusern erhältlich (HUBER). Da das Gehirn gegen freie Radikale sehr empfindlich ist (MERYN), ist es von der Natur sehr gut eingerichtet, dass eine Drüse im Gehirn selbst *Melatonin*, das „Schlafhormon", erzeugt. Auch diese Substanz kann freie Radikale bekämpfen. Leider nimmt bei älteren Menschen die eigene Melatoninproduktion ab. Dies könnte die Ursache dafür sein, dass ältere Menschen weniger und schlechter schlafen.

3.4 Hormone und Enzyme

Während Vitamine im menschlichen Körper nicht erzeugt werden und ihm daher zugeführt werden müssen, erzeugt der Mensch selbst *Hormone* in verschiedenen Drüsen. Hormone beeinflussen auf chemischem Weg die Organfunktionen, können auf Enzyme einwirken und sind auch in kleinsten Mengen hochwirksam. Am bekanntesten dürften sein: *Adrenalin (Stresshormon)*, Insulin, Cortisol, *Serotonin* (Glückshormon), ferner das Schilddrüsenhormon (Thyroxin) sowie ein Wachstumshormon (HGH), das eine verjüngende Wirkung hat und den Blutdruck senkt (MERYN). Es soll auch das Gedächtnis stärken. Ferner sind die verschiedenen Sexualhormone und das Einschlafhormon *Melatonin* wichtig. Es wird im Gehirn allerdings erst dann erzeugt, wenn es dunkel ist. Mit offenen Augen kann man daher sehr schwer einschlafen, denn Licht ist dem Melatonin abträglich. Letzteres senkt auch im Schlaf die Körpertemperatur und trägt daher zur Verringerung des Entropieanstieges bei.

Auch sonst wird der Hormonbedarf des Körpers den äußeren Umständen angepasst: häufiger *Sex* steigert die Produktion der Sexualhormone. Die wichtigsten Sexualhormone sind das männliche Sexualhormon *Testosteron* und das weibliche *Östrogen*. Interessant ist jedoch, dass, allerdings in stark verschiedenen Mengen, beide Geschlechter beide Hormone in ihren Körpern haben. Dies ist besonders für den Mann wichtig, da das Hormon Östrogen hilft, die Krankheit *Osteoporose* zu vermeiden.

Für die Gehirntätigkeit ist Serotonin wesentlich: Wenn eine Gehirnzelle elektrisch stimuliert wird, produziert sie an ihrer *Synapse* (eine Art Nervenfortsatz) das Serotonin. Dessen chemischer Impuls erzeugt dann im Inneren einer anderen Gehirnzelle eine elektrische Spannung. Aus diesem Grunde wird Serotonin auch als *Neurotransmitter* bezeichnet. Ohne Serotonin wäre *Denken* nicht möglich.

Das *Schilddrüsenhormon* steuert die Energieversorgung des Körpers. Es sorgt aber dabei auch dafür, dass die freien Radikale nicht überschießen.

Das *Adrenalin* hat in der *Urzeit* eine wichtige Rolle gespielt. Bei Gefahr durch angreifende Tiere versetzte es den Körper in einen Höchstzustand von Leistungsfähigkeit. Heute ist dieser Effekt der Kampfbereitschaft oder der schnell-

sten Flucht nicht mehr lebensnotwendig. Steht jedoch der
Mensch unter einer Stress-Situation, so kommt es auch noch
heute zu einer erhöhten Adrenalinausschüttung. Folge davon können eine Herzüberlastung, hoher Blutdruck oder die
Schwächung der Immunfunktion sein. Die vermehrte Adrenalinausschüttung wird durch den Sympathikusnerv verursacht, der unter *Stress* Substanzen erzeugt, welche die Nebennieren aktivieren. Die Nebennieren sitzen auf den Nieren
auf und ihre Rinde ist die Produktionsstätte des Adrenalins.

Schließlich gibt es auch in Pflanzen Hormone, die dem
Körper durch die Nahrung zugeführt werden können.

Enzyme sind Eiweißstoffe, die von lebenden Zellen erzeugt werden. Sie greifen in die Verdauung und andere chemische Reaktionen im Körper von Lebewesen ein. Sie sind
für den gesamten Stoffwechsel unbedingt notwendig.

„Durch die Logik beweisen wir,
aber durch die Intuition machen wir Entdeckungen"
(Poincaré)

„Alles noch einmal und wieder in Frage stellen ...
dann aber keine Gnade mit denen,
die nicht geforscht haben und doch reden"
(B. Brecht)

4 Man liest so viel von der DNA - was ist das?

4.1 Die Bedeutung der DNA für das Leben und für medizinische Behandlungen

Auf der *DNA* (*Desoxynucleicacid*) beruht das Leben. Ohne die DNA gäbe es keine Evolution und keine Vererbung von Eigenschaften. Durch moderne Forschungsergebnisse wurde die DNA auch für medizinische Therapien wichtig. Erst durch das Verständnis der Struktur der DNA wurde es möglich, zu einer auf den einzelnen Patienten abgestimmten personalisierten Medizin zu kommen. Durch das Wissen über die DNA ist es möglich geworden, Medikamente, wie beispielsweise das für die Behandlung der *Zuckerkrankheit* (*Diabetes*) benötigte Insulin, in Bakterien, Hefepilzen oder Pflanzen zu erzeugen (HUGHES).

Nucleotide heißen die strukturellen Bausteine der *Nucleinsäuren* (*DNA* u.a.). Bei der chemischen Analyse der Nucleotide findet man drei charakteristische Komponenten der Nucleinsäure:

1) eine stickstoffhältige Base, z.B. Cytosin u.a.,

2) einen Zucker mit 5 Kohlenstoffatomen (*Pentose*) und
3) Phosphorsäure.

Auch die kleine Schwester der DNA, die *Ribonucleinsäure*
(RNS = *RNA* = Ribonucleicacid) enthält die gleichen Komponenten. Sie unterscheidet sich aber von der DNA dadurch, dass sie den Fünferzucker Ribose enthält, vgl. Abbildung 3. Sie besitzt auch eine etwas andere Basenstruktur. Interessant ist, dass die RNA sogar in verschiedenen, z.b. verkürzten Formen, vorkommt. Sowohl die RNA als auch die DNA kommen zunächst einstrangig vor.

Die Strukturen der einstrangigen DNA und RNA zeigen Polynucleotidketten. Phosphorsäure, Zucker und Base wiederholen sich im Strang.

Was macht die RNA? In verschiedenen Formen erzeugt sie Proteine, sie kann die Makuladegeneration, eine Augenkrankheit, behandeln u.ä. Eine intensive Forschung ist im Gange (TUSZINSKY). Die RNA arbeitet auch als molekularer Bote. Sie kann den Zellkern verlassen und sich an andere Teile der Zelle anlagern und Informationen und Befehle übertragen.

Beide Nucleinsäuren haben Molekulargewichte bis über zwei Milliarden. In der DNA von Säugetieren findet man ca 5500 Millionen Basenpaare. Der Abstand zwischen zwei Basen ist 0,34 nm. In der Natur bilden zwei einstrangige DNA oder RNA mit Hilfe von *Wasserstoffbrücken*, gewissermaßen durch elektrostatische Anziehung von Molekül zu Molekül, einen *Doppelstrang*. Er hat einen Querdurchmesser von ca 2 nm. Der Doppelstrang ist immer verdrillt.

4.2 Wie sieht nun die DNA aus?

In der DNA und RNA treten nur vier verschiedene Basen auf. Alle diese Basen besitzen eine ringförmige Struktur, in die mindest zwei Stickstoffatome eingebunden sind. Zwei Basen, Adenin und Guanin, bestehen sogar aus zwei Ringen mit je zwei Stickstoffatomen. Diese vier Basen haben die folgenden chemischen Formeln (LEHNINGER):

Cytosin, $C_4N_3H_5O$ *Thymin*, $C_5N_2H_6O_2$
oft kurz mit C bezeichnet oft kurz mit T
bezeichnet,

Adenin, $C_5N_5H_5$ *Guanin*, $C_5N_5H_5O$
mit A bezeichnet mit G bezeichnet.

Drei Doppelbindungen in allen vier Basen stellen eine feste stabile Verbindung von zwei Atomen dar. In der RNA kommt Thymin nicht vor, es wird durch eine andere Base (*Uracil* $C_4N_2H_4O_2$) ersetzt. Die beiden anderen Basen Adenin (A) und Guanin (G) haben eine Zwei-Ring-Struktur mit jeweils vier Doppelbindungen. Adenin und Guanin bestehen aus einem 6-er und einem 5-er Ring.

Längs der einstrangigen DNA treten die Basen in der Reihenfolge Adenin, dann Thymin, dann Cystin und schließlich Guanin ein, worauf wieder Adenin folgt, etc. Die Länge einer solchen Periode ist 3,4 nm. Ein einzelnes DNA-Molekül kann eine Länge von 4000 Å haben. Eine menschliche DNA hat rund drei Milliarden Bausteine, die man auch als „Buchstaben" der Vererbung bezeichnen kann.

Einstrangige DNA und RNA vereinigen sich nun zu einem Doppelstrang, wie er in allen Zellen von Lebewesen in den Chromosomen vorkommt. Man kann sie in den Zellen der Lebewesen im Mikroskop sehen. Sie enthalten die Gene der betreffenden Lebewesen. Die Vererbungsforscher DARWIN und MENDEL kannten sie noch nicht, vgl. Abschnitte 5.3 und 6.1.

4.3 Die Doppelhelix nach Watson und Crick

Im Jahre 1953 veröffentlichten WATSON und CRICK ein dreidimensionales Modell der *DNA Struktur*. Mit diesem Modell konnten die physikalischen und chemischen Eigenschaften der DNA und die Vererbung durch die Gene erklärt werden. Es zeigte sich, dass die DNA in der Natur nicht einstrangig ist, sondern aus zwei rechtsdrehenden helicalen Polynucleidketten in Form einer *Doppelhelix* auftritt. Die zwei komplementären Stränge verlaufen so, dass sich jeweils T und A sowie G und C gegenüber stehen. Es bindet sich immer nur eine einringige Base (C oder T) mit einer zweiringigen (A, G). Bindungen C-T oder A-G treten nicht auf. Die Basen sind jeweils durch stabile *Wasserstoffbrücken* verbunden.

Diese Anordnung garantiert eine maximale Anzahl von Wasserstoffbrücken und damit die Stabilität der Doppelhelix. Im Falle der Bindung von zwei Wassermolekülen durch eine Wasserstoffbrücke kann man feststellen, dass gewissermaßen ein H-Atom zwei H_2O Molekülen gemeinsam ist. Die Struktur der Doppelhelix erinnert in einem gewissen Sinne durch ihre Periodizität an einen *organischen Kristall*. Infolge seiner hohen Ordnung besitzt ein Kristall eine sehr kleine Entropie. Auf den Umstand, dass damit auch die Chromosomen mit ihrer hoch geordneten quasi-kristallinischen Struktur eine sehr kleine Entropie haben, stabile Gebilde sind, hat schon vor 60 Jahren SCHRÖDINGER hingewiesen. Kristalle haben eine innere *Ordnung* und einen scharf definierten Schmelzpunkt. Bei Temperaturen über 80 °C beginnt die DNA langsam zu schmelzen und ist bei ca 85 °C weitgehend geschmolzen. Bei der ersten Phase einer Erwärmung werden die beiden Stränge der DNA entspiralisiert, doch ist dieser Vorgang bei wieder sinkender Temperatur reversibel. Die beiden Stränge können sich wieder vereinigen. Bei jedoch weiter steigender Temperatur (über 83 °C) kommt es zu einer *Denaturierung*. Solche Vorgänge sind vor allem medizinisch interessant, z.b. wenn das Gehirn durch *Handys* erwärmt wird. Ab einer Erwärmung auf mehr als 42 °C durch sehr lange Gespräche könnte das Gehirn Schaden erleiden.

Andererseits macht es die Stabilität der Doppelhelix möglich, allfällige Schäden (z.B. durch *ultraviolettes Licht* oder *Röntgenstrahlen*) wieder zu reparieren (*Reparaturmechanismus* der DNA). Die Zusammenarbeit von DNA und den verschiedenen Abarten der RNA (tRNA, mRNA etc), die die Proteinsynthese durchführen, ist zwar sehr interessant, aber für den Zweck des Buches nicht wichtig. Es sollte aber vielleicht doch erwähnt werden, dass im Menschen mehr als eine Million verschiedene Proteine vorkommen.

Da die DNA eine sehr hohe innere Ordnung besitzt, ist ihre Entropie sehr klein. Alles, was eine hohe innere Ordnung, eine geordnete Struktur besitzt, hat eine geringe Entropie. Dieser Zusammenhang wird erst im Abschnitt 7.2 klar werden. Kleine, insbesondere negative Werte der Entropie sind lebenserhaltend und verlängern das Leben.

Maßnahmen, mit denen negative Werte der Entropie erzeugt werden können, findet man in späteren Abschnitten.

„Wenn ich bei der Schöpfung dabei gewesen wäre,
hätte ich bestimmt einige Tipps
für eine bessere Ordnung des Universums gegeben"
(Alfons der Weise von Kastilien, 1211 - 1284)

„Je mehr wir vom Universum verstehen,
desto mehr erscheint es sinnlos"
(S. Weinberg)

5 Leben, Evolution, Gene

5.1 Wie entstand das Leben?

Als Ergebnis zahlreicher Beweise nimmt die Naturwissenschaft an, dass das Universum vor 13,7 Milliarden Jahren
im *Big Bang* entstanden ist. Darunter versteht man die Ur-
explosion, mit der die Welt begann. Als dann nach biblischer
Zeitrechnung am dritten Tag der Schöpfung – und nach na-
turwissenschaftlicher Berechnung vor 4,3 Milliarden Jahren
– das Wasser sich auf der erkaltenden Erde sammelte, da
lösten sich Atome und Moleküle aus der festen Erdkruste.
Kohlenstoff, Stickstoff und andere Elemente trafen sich und
es bildeten sich die ersten chemischen organischen Verbindungen. Aber nicht nur im Meer geschah dies. Wir wissen
heute von astrophysikalischen Untersuchungen, dass sich organische Moleküle auch im Weltall im interstellaren Raum
von selbst bildeten und noch heute bilden. 500 verschiedene organische Moleküle konnten im MURCHISON Meteoriten
gefunden werden (ALPBACH).

Wenn z.B. Aminosäuren in wässrigen Lösungen vorlie-
gen, dann bilden sich Aminosäureketten. Das haben MILLER
(1953) und UREY experimentell nachgewiesen. Der Verfas-

ser konnte einige dieser Experimente in den 60-er Jahren in Miami, Florida selbst mitverfolgen. Elektrische Funken oder Blitze und auch vulkanische Hitze fördern diese Vorgänge. Der Bacillus stearothermophilus lebt bei 65 °C. Versuche von FOX wiesen die selbstständige Bildung von Membranen und Zellen nach. Ist eine derartige Ordnung der Moleküle in der Natur hergestellt, dann hat sie die Eigenschaft, *stabil* zu bleiben. Eine solche stabile Ordnung hat aber auch die Eigenschaft, sich auf ihre Umgebung einzuprägen und weitere Ordnung zu erzeugen *(„Vermehrung", Selbstorganisation)*. Durch diesen Mechanismus werden auch von DNA und RNA Proteine erzeugt. Auch die Vererbung beruht auf solchen Vorgängen.

Selbstorganisation ist ein Phänomen der klassischen Physik (NICOLIS, PRIGOGINE, EIGEN). Mathematisch wird sie durch nichtlineare partielle Differentialgleichungen beschrieben. Ein seit langer Zeit schon bekanntes Beispiel sind die BÉNARD-*Zellen*. Diese in der Strömungslehre auftretenden wabenartigen Formen sind unter weitgehenden Bedingungen stabil. Im organischen Bereich führt die Selbstorganisation zu Systemen höherer Ordnung und damit zu einer Entropieverringerung und zu weiteren Fortschritten in der Evolution.

Leben wird von der Wissenschaft als dynamisches Gleichgewicht von Proteinen, Fetten, Kohlehydraten etc und Wasser definiert. Diese Systeme ernähren sich, haben Ausscheidungen, können sich vermehren und sterben. Leben kann auch definiert werden als geordnetes stabiles Verhalten der Materie (SCHRÖDINGER).

Die Erde hat sich vor 4,5 Milliarden Jahren aus der seit dem Urknall vor ca 13,5 Milliarden Jahren vorhandenen Materie (Atome, Staub, Strahlung ...) gebildet. Etwa vor 4,1 Milliarden Jahren war bereits die Erdkruste fest, Wasser und eine erste Atmosphäre waren vorhanden und erste Spuren von RNA-Molekülen bildeten sich.

Vor 3,9 Milliarden Jahren finden sich erste Vorstadien von Zellen. Die entsprechenden Erdzeitalter führen die Namen *Archäikum* und *Protozoikum*.

Als erste lebende Zellen sind auf der Erde vor 3,6 Milliarden Jahren die *Cyanobakterien* aufgetaucht. Ihnen ist die Anreicherung der Erdatmosphäre mit Sauerstoff zu verdanken. Aus Sonnenlicht, CO_2 und Wasser erzeugten sie durch Photosynthese Sauerstoff und Kohlehydrate, von denen sie sich ernährten. Sie hatten keinen Zellkern und kein Nervensystem und daher kein Gehirn. Zellen mit einem Zellkern findet man in 1900 Millionen Jahre alten Gesteinen. Möglicherweise haben *Bakterien* als erste vor etwa 2 Milliarden Jahren den *Sex* erfunden. Sicherlich wussten sie damals nichts vom späteren Ausspruch von SCHOPENHAUER. Dieser meinte ja, dass mit jedem Geschlechtsverkehr ein dunkles Schuldgefühl verbunden sei, da dieser Vorgang zur Erzeugung leiderfüllten neuen Lebens führe, das besser nicht wäre. Bakterien sind ca 2 μm groß und leben einen Tag bis mehrere Wochen. Bei zufälligem Kontakt kam es zum ersten Austausch von Genen. Mehrzellige Algen traten vor etwa 1200 Millionen Jahren auf. Etwa vor 500 Millionen Jahren, im Erdzeitalter des *Silur*, tauchten erstmals wirkliche Lebewesen auf, die eine Art äußeres Skelett besaßen (*Trilobiten*). Sie lebten im Meer. Erste Fische (*Quastenflosser*) tauchten vor etwa 400 Millionen Jahren (*Devon*) auf. Primitive erste Landpflanzen (*Farne*) findet man in 440 Millionen Jahre alten *Sedimentge-*

steinen. Bald darauf, vor ca 400 Millionen Jahren, tauchten im Meer (heute versteinert an Land) *Kopffüßler (Ammoniten)* auf, deren schneckenhausartige Kalkschalen auch in Österreich zu finden sind.

Die Kohle, die wir heute verbrauchen, entstand aus Pflanzen vor 350 Millionen Jahren *(Karbon)*. In riesigen *Schachtelhalmwäldern,* aus denen *Kohleflöze* wurden, schwirrten große Insekten herum und die ersten Landwirbeltiere zeigten sich. Fische krochen vor etwa 400 Millionen Jahren aufs Festland und Flossen verwandelten sich in Beine. Im nächsten Erdzeitalter *(Perm)*, ab etwa vor 270 Millionen Jahren, tauchten Amphibien wie Frösche, später Reptilien und eine reichliche Pflanzenwelt auf. Außerdem gab es eine große *Eiszeit.* Erste kleine Säugetiere und Vögel finden sich erstmals vor 250 Millionen Jahren *(Trias)*. Die Zeit ab etwa vor 180 Millionen Jahren ist das Zeitalter der *Saurier* und der Gingkobäume. Im *Kreidezeitalter,* seit 135 Millionen Jahren vor unserer Zeitrechnung, sterben die Saurier plötzlich aus. Man vermutet, dass sich vor ca 65 Millionen Jahren (im *Tertiär*) eine große Katastrophe ereignete – Vulkanausbruch oder der Einschlag eines großen Asteroiden. Nach neueren Forschungen könnte das Ende der Saurier auch durch eine Infektionskrankheit ausgelöst worden sein. Die ersten Laubbäume und die ersten Blumen müssten Zeugen dieses Vorfalls gewesen sein. In den folgenden Zeiten, etwa seit 100 Millionen Jahren, kam es zu einer starken Entwicklung von Säugetieren, an deren Ende der Mensch steht.

Nach dem biologischen Grundgesetz von HAECKEL (1863) wiederholen alle Lebewesen in gewissem Sinne in Kurzform die Entwicklung ihrer Art. So hat der menschliche Embryo in einem frühen Entwicklungsstadium einen Schwanz, Kiemen und später kurzzeitig einen Zusatzknochen. An der Abstammung des Menschen aus dem Tierreich ist heute nicht mehr zu zweifeln. Auch DNA Proben bestätigen dies. So stammen die Erbinformationen (Gene) von Schimpansen und Menschen zu mehr als 98,7 % überein.

Man hat aber auch den Eindruck, dass sich in der Geschichte gewisse kulturelle Entwicklungsstufen in jungen Gesellschaften oder Religionen wiederholen. Auch MONOD ist der Meinung, dass die Evolution der Ideen mit der Evolution der belebten Natur verglichen werden kann. Einige Ideen haben einige der typischen Eigenschaften von Organismen behalten - sie wollen sich vermehren, ihre Struktur fortpflanzen und unterliegen der (geistigen) Evolution. Auch scheinen gewisse Entwicklungen wiederzukehren. Bei der geistigen Entwicklung des Kleinkindes scheint dies zu gelten: Nach der Zeit, in der Märchen für wahr gehalten werden, scheint eine Zeit des magischen Denkens zu kommen. Da werden die Erlebnisse von Harry POTTER für wahr gehalten und Albträume können die Nächte stören. Zur Zeit der Pubertät beginnt dann das kritische Denken und die Gedanken der Aufklärung können angenommen werden. Manche Erwachsene bleiben jedoch ihr ganzes Leben in mystisch-esoterischen Vorstellungen stecken.

In Asien scheinen einige Staatswesen derzeit ihr geistiges Mittelalter zu erleben. Vielleicht gilt das Prinzip auch für die historische und politische Entwicklung - vielleicht muss jede Gesellschaft (wohl auch die USA) im Laufe ihrer Entwicklung ein Stadium autoritärer Regierungen, einer Diktatur, durchmachen?

5.2 Die Entwicklung des Menschen

Der gemeinsame Vorfahre des Menschen und der Menschen-
affen dürfte der *Proconsul* gewesen sein. Dieses als Fossil ge-
fundene Wesen lebte vor etwa 20 Millionen Jahren in Afrika.
In dieser Zeit entwickelten sich auch die Pferderassen. Alte
Funde in Afrika weisen darauf hin, dass schon vor 7 Millionen Jahren menschenähnliche Wesen in den Wäldern lebten.
Als sich das Klima änderte, die Urwälder schrumpften und
die Nahrung knapp wurde, waren diese Wesen gezwungen,
von den Bäumen herabzusteigen und vor etwa 3 Millionen
Jahren in die *Savanne* (Vegetationsgebiet mit hohem Gras
in den Tropen) auszuwandern. In der Savanne mussten sie
aufrecht gehen, so dass ihr Gehirn von unten von der Wir-
belsäule unterstützt wurde. Dieser Umstand und die nun
vorwiegend fleischliche Nahrung unterstützten das Gehirnwachstum. Der Übergang zu gelegentlicher Fleischernährung
scheint sich auch in der Entwicklung des menschlichen Ge-
bisses auszudrücken. Reine Pflanzenfresser, wie Elefanten
oder Rinder, haben im Maul vorwiegend Mahlzähne. Fleisch-
fresser, wie Tiger, haben jedoch scharfe Vorderzähne, man
denke an die Säbelzahnkatzen (Abschnitt 6.1). Auch der
Mensch entwickelte nach dem Verlassen der Savanne Schnei-
dezähne und wurde zum Allesfresser.

Das erste Wesen, das man als menschenähnlich ansehen
kann, ist vermutlich der *Pekingmensch*, der vor ca 400 000
Jahren in Asien lebte. Einige seiner Nachfolger konnten vielleicht schon eine rudimentäre Sprache sprechen.

Ungefähr vor 160 000 Jahren dürften menschenähnliche
Wesen von Afrika nach Europa eingewandert sein. Forscher

meinen, dass sich diese Wesen in Europa zum *Neandertaler* entwickelt haben. Er lebte etwa im Zeitraum 150 000 – 30 000 v.Chr. Er trug bereits aus Tierfellen verfertigte Kleider und dürfte gesprochen haben. Er wohnte in Höhlen, in denen er auch Felsenzeichnungen machte. Es waren die ersten Zeichen einer Kultur, die den Menschen vom Tier unterscheidet. Aus dieser Zeit findet man auch die ersten Steinwerkzeuge. Diese Zeitperiode wird auch als *Altsteinzeit* bezeichnet. Der Mensch war damals noch nicht sesshaft, er war ein Nomade, ein Jäger und Sammler, der schon Feuer machen konnte. In dieser Zeit gab es auch mehrere *Eiszeiten*, die letzte dauert etwa bis 10 000 v.Chr. In der *Mittelsteinzeit* (10 000 – 5 000) war der Mensch sesshaft geworden, er holte sich den Hund als erstes Haustier.

Inzwischen, etwa vor 135 000, tauchte eine neue Menschenrasse auf: der *homo sapiens*, der ein viel größeres Gehirngewicht als der Neandertaler hatte. Nach und nach verdrängte er den Neandertaler vollkommen. Dieser starb aus. Offenbar war dieser weniger als der homo sapiens an die damalige Umwelt angepasst. Nach DARWIN überlebt ja jene Art, die am besten angepasst ist („survival of the fittest"). In der *Jungsteinzeit*, etwa 5000 – 3000 v.Chr., findet man schon eine entwickelte Kunst (*Bandkeramik*). Um 3340 v.Chr. wanderte ein Jungsteinzeitmensch, der jetzt den Namen *Ötzi* bekam, von Südtirol nach Norden und erfror (oder wurde ermordet). Seine in Eis gut konservierte Leiche liegt heute im Museum in Bozen.

Im alten Ägypten (und etwas später in Bagdad) beginnt etwa 3000 v.Chr. die *Bronzezeit*. Die Menschen hatten gelernt, Ackerbau zu betreiben, aus Erzen Metalle zu gewinnen und verfertigten Werkzeuge und bald auch Statuen (Griechenland). Es dürfte um 1400 v.Chr. gewesen sein, dass die in der Bibel öfter erwähnten *Hetiter* den Eisenguss erfanden (*Eisenzeit*).

Die Abstammung des Menschen aus dem Tierreich ist durch die heutigen Analysen der DNA und ihrer Gene zweifelsfrei bewiesen.

Mit der Abstammung des Menschen und der Entstehung der verschiedenen Lebewesen hat sich vor allem DARWIN eingehend als Erster beschäftigt. Im alten Ägypten beginnt mit der Erfindung der Schrift (*Hieroglyphen*) ca 4000 v.Chr. die Geschichte – Urzeit und Vorgeschichte sind vorbei.

Diese Geschichte der Menschheit hatte zwar gelegentlich indirekten Einfluss darauf, wann ein Mensch stirbt, doch gehört dies nicht mehr zur Fragestellung dieses Buches. Allerdings bleibt die Frage offen, ob die Menschheit nicht einmal das Ende der Geschichte erreichen wird (FUKUYAMA).

5.3 Ein Mönch züchtet Erbsen

Die Menschheit hat schon seit Beginn der Landwirtschaft intuitiv gelernt, Züchtungen im Tier- und Pflanzenreich vorzunehmen. Eine Systematik und Erklärung der erzielten Züchtungserfolge fehlte jedoch. Es war das Verdienst des österreichischen Augustinermönchs Gregor MENDEL, in den Vererbungsmechanismus eine erste Klarheit gebracht zu haben. Als Mendel rot und weiß blühende Erbsen kreuzte, erhielt er zu seiner Verwunderung weder weiße noch rote, sondern rosa Nachkommen. Als er dann diese rosa Nachkommen wieder kreuzte, erhielt er rote und weiße Erbsenblüten im Verhältnis 3:1. Da sich offenbar rot gegen weiß durchgesetzt hatte, nannte er rot einen *dominanten Erbfaktor* und weiß *rezessiv*. Andererseits gab eine Kreuzung einer reinen Farbe mit derselben reinen Farbe, egal ob zweimal weiß oder rot, immer eine reinfärbige Blüte. Aufgrund dieser Ergebnisse stellte er drei *Vererbungsgesetze* auf (MENDEL'*sche Gesetze*).

1. Die Nachkommen von Eltern verschiedener reinerbiger Rassen sind *Bastarde* mit gemischten Eigenschaften.

2. Nachkommen von Bastarden haben Eigenschaften, deren Aufteilungsverhältnis sich danach richtet, welche Erbfaktoren dominant oder rezessiv waren.

3. Die Pollen und Samen (bzw. Ei und Samenfäden bei Tieren) haben niemals Bastardcharakter, sondern sind immer reinrassig.

Diese in der damaligen Zeit (veröffentlicht 1866) nicht verstandenen Gesetzmäßigkeiten konnten erst durch die Entdeckung der *Chromosomen* aufgeklärt werden. Die MENDEL'schen Gesetze gelten auch für den Menschen. Wenn eine reinerbige blauäugige Frau Kinder von einem reinerbigen braunäugigen Mann bekommt, dann haben alle Babys die (dominante) braune Augenfarbe des Vaters. Zwar haben die Kinder beide Erbanlagen blau und braun (Bastarde), doch ist braun dominant und setzt sich bei allen Kindern durch. Die rezessiven *Erbanlagen* (*Gene*) bleiben *latent*.

Wenn jedoch ein Elternpaar in seinen Geschlechtszellen beide Anlagen blau und braun besitzt, dann werden die Kinder im Verhältnis 3:1 braune bzw. blaue Augen haben. MENDEL konnte diese merkwürdigen Gesetze nicht erklären.

Als jedoch nach Färbung von Zellen in deren Kern bei

1500-facher Vergrößerung im Mikroskop ca 17 μm lange Gebilde, die *Chromosomen*, entdeckt wurden, konnten die MENDELschen Gesetze erklärt werden. Diese Chromosomen sind stabile Gebilde und haben eine Art kristallischer Struktur.

5.4 Chromosomen und Gene

Nach heutiger Ansicht stammen alle Lebewesen von einer Urzelle ab. Diese besaß einen Zellkern und dieser beinhaltete Chromosomen. Sie bestehen aus zahlreichen DNA, RNA sowie Eiweiß. Das *Molekulargewicht* eines Chromosoms von Säugetieren beträgt Milliarden. Bis zu 3 Milliarden Basenpaare können in einem Chromosom gefunden werden. In Bakterien kommen aber auch Chromosomen vor, die nur aus einer langen DNA-Kette bestehen. Die Anzahl der Chromosomen ist in den einzelnen Lebewesen verschieden: So haben Bienen 32, Laubfrösche und die Löwenzahnpflanze 24, der Karpfen hat 104, die Fruchtfliege (Drosophila) 4 Chromosomen, schließlich der Mensch hat 46 Chromosomen in seinen Körperzellen. Diese 46 Chromosomen kommen in Paaren zu je zwei vor. Mit einer Ausnahme sind die Partner eines Paares vollkommen gleich. Wenn sich eine Körperzelle in zwei Zellen teilt, dann verdoppeln sich beide Chromosomensätze, so dass die nachgewachsenen Körperzellen wieder die gleiche Chromosomenzahl haben.

Bei der Befruchtung eines Eis durch Samenzellen würden sich die Chromosomenzahlen der sich verschmelzenden Zellen addieren und die Embryos hätten die doppelte Chromosomenzahl. Das hat die Evolution vermieden. In den Geschlechtsorganen, Eierstock und Hoden, kommt es bei der

Bildung von Ei und Samen zu einer Reduktion der Chromosomen (*Reduktionsteilung*). Diese erfolgt so, dass sich die doppelten Chromosomensätze der Elternzellen einfach in zwei einzelne Sätze teilen. Von diesen wird nun je eine auf die zwei Tochterzellen, Samen oder Ei, aufgeteilt.

Im Abschnitt Genesis 2,22 der Bibel heißt es zwar, dass der Mann zuerst da war und dass Gott aus einer Rippe die erste Frau erschuf. Nach der Evolution könnte es aber etwas anders gewesen sein. Das weibliche Geschlecht hat in allen Körperzellen zwei X-Chromosomen. Beim Mann ist hingegen eines dieser beiden Chromosomen stark verkümmert und wird als Y-Chromosom bezeichnet. Dieses hat nur ein Drittel der Länge der X-Chromosomen. Vermutlich ist daher das männliche Geschlecht als eine für die Vermehrung notwendige Degeneration zu bezeichnen. Immerhin hat auch der Mann Brustwarzen, sozusagen für den „Notfall" – etwa so wie uralte Autos für den Notfall auch eine Anlasskurbel hatten. Mit dieser konnte man beim Versagen des Startens mit Hilfe der Autobatterie den Motor mechanisch zum Starten bringen. Das Geschlecht von Nachkommen ist bei allen Lebewesen durch die X- bzw. Y-Chromosomen bestimmt. RETTENBACHER von der Veterinäruniversität Wien konnte aber immerhin beweisen, dass Umwelteinflüsse wie z.B. Stress der Mutter bewirken, dass Embryos mehr oder weniger männliche Sexualhormone mitbekommen.

Die Vererbung von Eigenschaften der Eltern erfolgt über gewisse Abschnitte der Chromosomen, die *Gene*. Ein solcher Abschnitt auf einem Chromosom kann ein großes Molekül oder eine ganze Molekülgruppe umfassen. Ein derartiges Segment kann 300 bis 6.000 Nucleotidpaare beinhalten und ein Molekulargewicht von 200.000 bis 4 000 000 haben. Es umfasst ca 100 – 200 Aminosäuren und nach neuester Forschung 3 093 120 360 Basenpaare. Während Bakterien etwa 2.000 Gene haben, hat der Mensch etwa 45.000 Gene. Der genetische „Fingerabdruck" ist eindeutig. Es gibt keine zwei gleichen unter den Milliarden Menschen. Innerhalb einiger Tage ist es möglich, einen Menschen durch die Gesamtheit seiner Gene, dem *Genom*, mit Hilfe eines Strichcodes zu identifizieren. Hierzu genügen Spuren von Haaren, Speichel, Blut oder Samenflüssigkeit. Alle etwa 100 Billionen Zellen des Menschen tragen in den Zellkernen die gleichen Gene. Diese Zellen besitzen alle neben dein Zellkern sogenannte *Mitochondrien*. Das sind körnchenartige Zellenbestandteile. In diesen findet der Energiestoffwechsel der Zelle statt. Sie heißen daher auch das Kraftwerk einer Zelle. Die Mitochondrien enthalten die den Stoffwechsel der Zelle steuernden körperlichen Enzyme. Die DNA der Mitochondrien ist besonders empfindlich gegen *freie Radikale* und wird durch diese mit zunehmendem Alter immer mehr geschädigt. Zellen junger Menschen teilen sich öfter als Zellen von alten Menschen. Der Grund dafür dürfte sein, dass die in den Zellen vorhandenen *Telomere* bei jeder Zellteilung verkürzt werden, bis nach einer gewissen Anzahl von Teilungen die Telomere verbraucht sind und dadurch die Zelle stirbt. Diese Telomere sind einstrangige Chromosomenteile. Sie sind wesentlich an der Stabilität der Chromosomen beteiligt. Sie enthalten tausende Basenpaare, z.B. in der Folge TTAGGG, tragen aber selbst keine genetische Information. Durch freie Radikale werden die Telomere besonders rasch verkürzt.

Das Enzym *Telomerase* ist jedoch in der Lage, diesen

Verkürzungsprozess zu stoppen und sogar eine Neubildung der Telomere anzuregen. Die Telomerase erhielt daher auch den Namen „Unsterblichkeitsenzym". Bei einzelligen primitiven Lebewesen ist diese Unsterblichkeitswirkung nachgewiesen worden. Ob diese Wirkung aber auch beim Menschen eintreten würde, ist fraglich.

5.5 Mutationen und Gentechnik

Der Biologe DE VRIES war der Meinung, dass die natürliche Zuchtwahl die Evolution nicht allein erklären könne. Als Ursache von Veränderungen bei den Nachkommen nahm er eine sprunghafte Veränderung der Gene, die er *Mutation* nannte, an. Er bezeichnete damit weiter vererbbare Änderungen des Erbmaterials. Im Jahre 1866, in dem er seine Beobachtungen und Schlüsse veröffentlichte, war die Wissenschaft noch nicht in der Lage, Gründe für das Auftreten dieser Mutationen anzugeben. Es war vor allem das Verdienst von MULLER und von M. DELBRÜCK, durch Experimente mit der *Fruchtfliege* gezeigt zu haben (1910, 1937), dass es schädliche (letale) und gutartige Mutationen gibt.

Heute kennt man mehrere mögliche Ursachen von Mutationen. So regt z.B. die Absorption von *Ultraviolettstrahlung* (200 - 400 nm Wellenlänge) die Basen im Genom an, was zu Hautveränderungen (Sonnenbräune, *Hautkrebs*, *Melanom*) führen kann. Ebenso können *Röntgenstrahlen*, also ionisierende Strahlen, wie sie auch von radioaktiven Stoffen ausgehen, durch Vertreibung von Elektronen (*Ionisierung*) in der DNA Mutationen auslösen. Man spricht dann auch von *Punktmutationen*, wenn ein einzelnes Basenpaar modifiziert wird. Eine weitere Ursache von Mutationen sind *mutagene* chemische Verbindungen. Meist sind es gleichzeitig *krebserregende* (*carcinogene*) Substanzen wie etwa das schon früher besprochene *Nitrosamin*. Mutationen können auch zum Austausch von Aminosäuren führen. So genannte springende Gene können ihren Platz innerhalb der DNA wechseln.

Erfreulicherweise hat die Evolution einen DNA-*Reparaturmechanismus* geschaffen, durch den die Zellen schadhafte Veränderungen beseitigen können. Solche DNA-Schäden können verschiedene Ursachen haben: freie Radikale und ionisierende elektromagnetische Wellen (Ultraviolett, Röntgen) oder auch rein mechanische Brüche der DNA. Manche Forscher meinen, dass bis zu 10.000 DNA-Schäden pro Tag durch freie Radikale beim Menschen vorkommen würden. Je nach der Schädigung stehen der Zelle mehrere Reparaturmethoden zur Verfügung. Gegen freie Radikale helfen die *Radikalfänger*, z.B. die Vitamine A, C, E, Weizenkeimöl, Leinsamen, Haselnüsse, Soja, Sonnenblumenöl.

Einzelheiten der heutigen *Gentechnik* haben wenig Bedeutung für die Fragestellung dieses Buches. Es sollen daher nur einige Methoden und Erkenntnisse kurz erwähnt werden. Wenn mit einer Mikroinjektionsnadel in ein Lebewesen (Tier) fremde Gene eingeführt werden, dann spricht man von *transgenen* Lebewesen. Diese kann man dadurch zwingen, z.B. gewisse Medikamente herzustellen. Man hat auch gefunden, dass in vielen Genen eine Art Kontrollabschnitt vorhanden ist, der ein Gen ein- oder ausschaltet. Es wird sogar vermutet, dass außerzellulare Einflüsse, wie etwa das Bewusstsein, in der Lage sein könnte, Gene umzuschalten

(LIPTON). Ausschneiden von Genen mit Hilfe von Enzymen, die auch als Genkleber arbeiten können oder der Einsatz von entschärften Viren, die in Zellen eindringen und Viren, z.b. zur Heilung, in den Zellkern Gene einzubringen, stellen moderne *gentechnische Verfahren* dar. Es ist auch möglich, durch Inaktivierung von Genen den Glukose-Transport zu stoppen. Dies hat zur Folge, dass die Zellen von einem Energielieferanten abgeschnitten werden, was besonders für Gehirnzellen bedrohlich sein kann. Steigt die Glukose im Blut, so kann dies den Alterungsprozess beschleunigen.

Schließlich soll noch erwähnt werden, dass heute auch hochkomplizierte mathematische Methoden zur Berechnung neuer Medikamente und der Enwicklung neuer Diagnosemethoden zur Verfügung stehen (MURRAY). Auch die Nanotechnologie hat eine medizinische Bedeutung – z.B. durch *Nanopartikel*, die mit Eisenoxyd und mit einem Protein beladen sind. Auch die Existenz von Genen, die ihren Träger für gewisse Krankheiten (Krebs, Tuberkulose etc) prädisponieren, wird untersucht. Noch vor der Geburt eines Kindes kann mit modernen Methoden das Brustkrebsgen BRCA1 aufgespürt werden, vgl. Abschnitt 8.2.

5.6 Ein lebensverlängerndes Gen?

Die Frage, ob ein höheres Alter durch die Gene bedingt ist, könnte in absehbarer Zeit gelöst sein. So haben Forscher in USA gefunden, dass bei Fadenwürmern ein *Gen* mit der Bezeichnung PHA-4 bei der *Lebensdauer* eine wichtige Rolle spielt. Es gelang, genmanipulierte Bakterien in die Fadenwürmer einzubringen. Damit konnte das *Gen* PHA-4 ausgeschaltet werden. Dadurch lebten die Würmer nicht mehr länger, wenn sie ein reduziertes Nahrungsangebot erhielten. Es war ja schon vorher bekannt, dass eine Einschränkung der *Nahrungsaufnahme* ganz allgemein das Leben verlängert. Wenn ein Tier, z.B. eine Maus, nur 70 % des normalen Futters erhält, so lebt sie 30 % länger. Der physikalische Grund für dieses Verhalten wird später in Abschnitt 7.2 besprochen werden. Beim Menschen wäre theoretisch eine *Lebensverlängerung* um bis zu 20 Jahre denkbar. Eine stärkere Aktivierung des *Methusalem-Gens* PHA-4 bewirkte in Tierversuchen auch ohne eine Veränderung der Nahrungszufuhr eine Lebensverlängerung. Eine analoge Wirkung wird dem Gen DAF-2 zugeschrieben, das manipulierbar ist. Es kann bei Würmern die Lebensdauer versechsfachen (SCHIRRMACHER). Ein anderes Langlebigkeitsgen scheint das Gen SIR-2 (oder SIRT-1) zu sein. Seine Funktion scheint darin zu liegen, die Nahrungsaufnahme zu drosseln und dadurch das Leben zu verlängern (HUBER). Das Gen SIR-2 wird durch das *Resveratrol* aktiviert, das im Rotwein enthalten ist. Dieses Resveratrol ist ein Pflanzenfarbstoff mit besonderen gesundheitsfördernden Eigenschaften, vgl. Abschnitt 8.1. D. SINCLAIR von der Harvard Universität fand, dass Resveratrol in der Lage ist, die Lebensdauer von Mäusen um 24 % und bei Fischen um 59 % zu verlängern.

Andererseits ist es möglich, Gene in Krebszellen einzubringen, die diese töten. So ist ein Gen p53 bekannt, das in der Lage ist, Lungenkrebszellen zum Absterben zu bringen, wenn es in solche Zellen durch Gentechnik eingebracht wird. Auch eine Beeinflussung des Haarwuchses soll durch Gentechnik möglich sein.

Die Verhältnisse beim Menschen sind allerdings wesentlich komplizierter als so manches Ergebnis eines Tierversuches. Einerseits ist auch beim Menschen bekannt, dass eine Einschränkung der Nahrungsaufnahme lebensverlängernd wirkt. Ob allerdings auch beim Menschen ein Methusalem-Gen gefunden werden kann, ist fraglich. Sollte dies der Fall sein, so wäre es denkbar, über eine Aktivierung des Gens zu forschen und Medikamente zur Lebensverlängerung zu entwickeln.

5.7 Gibt es weiteres Leben im Sonnensystem oder auf Planeten anderer Sterne?

Die Frage, ob wir allein sind im Weltall, hat die Menschheit und ihre Fantasie seit je beschäftigt. Es gibt heute drei Methoden, zu einer Antwort zu gelangen:

1. Messsonden oder bemannte Weltraumschiffe auf andere Planeten senden,

2. Mit Teleskopen die bisher bekannten ca 200 Planeten anderer Sonnen (Exoplaneten) untersuchen,

3. Mit Radarteleskopen im Weltall nach Funksignalen anderer intelligenter Lebewesen suchen (*SETI* – Search for extraterrestrial intelligence).

Wie groß ist nun die Wahrscheinlichkeit, dass wir jemals Brüder im All finden? Welche Bedingungen sind notwendig, damit auf einem Planeten Leben existieren kann?

Damit ein Planet Leben tragen kann, müssen wohl die folgenden Voraussetzungen gegeben sein:

1. Wasser,
2. die Elemente C, N, O, R S und einige andere,
3. eine Energiequelle und Nährstoffe,
4. eine verträgliche Umgebungstemperatur.

Wie sah es vor 3,6 Milliarden Jahren auf der Urerde aus und wie sind heute die Umweltbedingungen auf Erde und *Mars*? (Vgl. Tabelle 5)

	Urerde	heute	Ur-Mars
Lufthülle	<0,2% O_2	21% O_2	
Ultraviolettstrahlung	1 kW/m²	1 W/m²	1 kW/m²
Lufttemperatur	>50 °C	15 °C	0 – 50 °C
Säuregrad der Ozeane	PH (alkalisch)	7,2 – 7,4	

Tab. 5. Lebensbedingungen auf Erde und Mars

Wenn auch am Mars Tonsedimente gefunden wurden und Tiefenwasser vermutet wird, so ist der Mars heute jedenfalls nicht bewohnbar. Ob er es aber in der Vergangenheit war, muss erst bewiesen werden.

Als weitere Kandidaten für Leben in unserem Sonnensystem scheinen der Jupitermond *Europa* und der Saturnmond *Titan* zu sein. Auf Europa wurden *Clathrate* (u.a. Kohlehydrate enthaltend) und Salze vermutet.

Am Mars wurde Ton gefunden, welcher das vierwertige Element *Silizium* enthält. Es stellt sich daher auch die Frage von der Möglichkeit von Leben auf Siliziumbasis. Man muss aber bedenken, dass O=C=O (CO_2) ein Gas, aber O=Si=O (SiO_2) ein Sand ist.

Da das Universum 100 Milliarden Galaxien mit jeweils 300 Milliarden Sternen enthält, ist die Vermutung wohl begründet, dass es im Weltall noch zahlreiche von Lebewesen bewohnte Planeten gibt.

5.8 Was ist nun Leben?

Das Leben – dieser von der Evolution hervorgebrachte höchste Wert – was ist das nun, rein naturwissenschaftlich gesehen? Was unterscheidet die belebte Materie von der nicht belebten Materie? Es ist die Ordnung. Durch elektrostatische Anziehung von Molekülen untereinander (man denke an die *Wasserstoffbrücken*) kommt es durch Zufall zu größeren Komplexen. Diese besitzen aufgrund ihrer inneren Ordnung eine geringere Entropie und sind stabil. Kristalle sind ein erstes Beispiel hierfür. Schon SCHRÖDINGER wies darauf hin [35], dass Chromosomen gewissermaßen eine kristallische Struktur besäßen. Sowohl Chromosomen als auch die DNA sind stabile gut geordnete Gebilde. Man kann daher vom physikalischen Standpunkt *Leben* wie folgt definieren:

Leben ist ein geordnetes, stabiles und gesetzmäßiges Verhalten der Materie, das der natürlichen Tendenz, aus Ordnung in Unordnung überzugehen, widerstrebt. Es ist ein System, das in ständiger Wechselwirkung mit der Umwelt steht, auf deren Reize reagiert und dem Verfall in's Gleichgewicht ausweicht (SCHRÖDINGER).

Die Chemie definiert das Leben als ein dynamisches Gleichgewicht von Proteinen, Fetten, Kohlehydraten, Wasser u.a. Diese Systeme ernähren sich durch Stoffaustausch mit der Umgebung, sie haben Ausscheidungen, vermehren sich und sterben. Manche haben auch die Eigenschaft der Bewegung.

Der Nobelpreisträger EIGEN hat in seiner Vorlesung „Was ist Leben?" beim österreichischen Physikerkongress im September 2000 in Graz Leben durch den Begriff der *Information* definiert. Nach ihm besteht der Unterschied zwischen unbelebter Materie und belebter Materie darin, dass letztere Information besitzt. Wie wir im Abschnitt 7.3 sehen werden, hängt der Begriff der Information mit dem Begriff der *Entropie* eng zusammen. Ein weiteres Kennzeichen des Lebens ist seine Fähigkeit zur *Selbstorganisation*. Darunter versteht man die Erscheinung, dass ein System mit Hilfe äußerer Faktoren seine Komplexität (seine Ordnung) erhöht. Für chemische und biologische Systeme ist dieser Effekt von großer Bedeutung. An sich geht das Konzept der Selbstorganisation schon auf DESCARTES zurück.

In neuerer Zeit hat der Nobelpreisträger PRIGOGINE darauf verwiesen, dass sich biologische Systeme weit entfernt vom thermodynamischen Gleichgewicht befinden. Die Tendenz zur Selbstorganisation und damit zur Entropiereduzierung sei eine Folge davon, dass diese Systeme dissipativ seien, d.h. dass sie Energie verbrauchen. Entropieverminderung und Ordnungserhöhung ist ja nur durch Energieaufwand und Wechselwirkung mit der Umgebung möglich.

In der Physik findet man Selbstorganisation bei der Bildung von Kristallen oder bei der spontanen Magnetisierung u.a. Auch in der Strömungslehre gibt es Selbstorganisation, z.B. *Bénard-Zellen*. Auch in der menschlichen und tierischen Gesellschaft können Effekte der Selbstorganisation nachgewiesen werden: Herdentrieb, Massenpsychologie, Verhalten bei Börsengeschäften, Ausbildung von Netzwerken u.a.

Da Selbstorganisation eines Systems bedeutet, dass seine

innere Ordnung steigt, ist damit auch eine Entropieerniedrigung verbunden. Zu dieser kommt es durch Austausch mit der Umgebung, vgl. das Kapitel 7. Selbstorganisation kann daher auch als Effekt der Evolution angesehen werden.

5.9 Warum kommt es zum Tod?

Wenn ein lebender Körper nicht mehr in der Lage ist, seine Entropie zu verringern und sein individuelles Entropiemaximum erreicht hat, dann stirbt er. Es gibt aber doch Lebewesen, die nicht sterben müssen. Bakterien, Amöben, Süßwasserpolypen, ja sogar Karotten können Teile von sich abspalten, aus denen wieder neue Wesen entstehen. Viele andere Lebewesen können sich jedoch nur durch spezielle Zellen (Eier, Samen, Klonen) fortpflanzen. Der Preis für den *Sex* ist der Tod. Durch den Sex entstehen neue Gen-Kombinationen und der Tod muss Platz machen für die neuen Lebewesen. In einem utopischen Roman wurde einmal ein *Lebensbegrenzungsgesetz* diskutiert: Nach dem 70. Lebensjahr muss eine Prüfung über geistige und körperliche Aktivität abgelegt werden. Nur nach positivem Erfolg bei dieser Prüfung wird ein Weiterleben gestattet. Anderenfalls erfolgt zwangsweise schmerzfreie Einschläferung.

Der *Tod* wirft auch philosophische und religiöse Probleme auf. Die zu allen Zeiten diskutierten Alternativen sind:

1. Ende der Existenz, das Bewusstsein erlischt und der Körper verwest (Materialismus).

2. Es gibt ein Leben nach dem Tod. Das Lebewesen (nur der Mensch oder auch das Tier?) lebt in einem anderen Seinszustand weiter (altes Ägypten, Judentum, Chris-

tentum, Islam). Ein anderer Seinszustand kann auch *Pantheismus* sein (SPINOZA), also eingebettet in einen anderen Seinszustand, der die Welt und Gott umfasst. Eine solche Einbettung kann aber auch ein *Panentheismus*, eine Einbettung in eine höhere Ordnung sein, die aber nicht Gott beinhaltet. So ist z.B. HEGEL gegen den Pantheismus.

3. Lebewesen haben einen geistigen Anteil (*Seele*), der in neuen, anderen Wesen wieder auftaucht (*Reinkarnation* im Buddhismus).

Innerhalb der verschiedenen Sekten so mancher Religion gibt es verschiedene Vorstellungen über das Leben nach dem Tod. So gibt es im Judentum (Daniel 12,2) und in manchen protestantischen Religionsgemeinschaften das Konzept der *Ganztodtheorie*. Nach dieser Meinung bleibt das Lebewesen tot und wird erst beim Jüngsten Gericht auferstehen. Auch im Buddhismus (Zen, Tibet) gibt es ähnliche Vorstellungen. Im alten Ägypten und im *Islam* ist das Leben nach dem Tod höher gestellt und erst das eigentliche Leben in ewiger Glückseligkeit (Koran: Suren 2,28; 6,120; 9,111; 10,93; 16,27; 55).

> „Alles, was im Weltall existiert,
> ist die Frucht von Zufall und Notwendigkeit"
> (Demokrit)

> „The universe we observe has precisely the properties,
> we should expect if there is no design,
> no purpose, no evil and no good,
> nothing but blind, pitiless indifference"
> (Dawkins)

6 Darwin und die Folgen

6.1 Länger leben?

Um verschiedene medizinische Ratschläge zur Verlängerung des Lebens (vgl. Kapitel 5, 7 und 8) besser verstehen zu können, ist es notwendig, auf DARWIN und die weitere Entwicklung der von ihm begründeten *Abstammungslehre* (*Evolution*) noch weiter einzugehen. Heute versteht man unter der Evolutionstheorie die Ansichten von DARWIN, die er in seinen Werken über die Entstehung der Arten, den Kampf ums Dasein und das Überleben des Tauglichsten darstellte. Weiterentwicklungen der darwinschen Ansichten werden als *Neodarwinismus*, synthetische Theorie und *Systemtheorie der Evolution*, auch synthetische Evolutionstheorie bezeichnet. Die Entdeckung der Gene sowie die Einsichten, dass Selektion nicht nur durch die Umwelt stattfindet, sondern schon auf molekularer Ebene beginnt, führten zu diesen neuen Theorien (Systemtheorie). Lebewesen sind demnach Systeme, die sich in ihren Nachkommen durch einen *Optimierungsprozess* verändern (*Selbstoptimierung*) und weiterent-

wickeln. Vom Verfasser wurde dies versuchsweise auf das
HAMILTON-Prinzip zurückgeführt.

Es scheint, dass das HAMILTON-*Prinzip* der theoretischen
Physik eines der grundlegendsten Gesetze des gesamten Welt-
geschehens ist. Es besagt in etwa, dass alle Naturvorgänge
in Physik, Chemie und wohl auch Biologie dem folgenden
Prinzip folgen:

Maximaler Erfolg durch minimale Anstrengung!!

Die Evolution begünstigt demnach das beste Verhältnis von Aufwand und Erfolg. Das HAMILTON-Prinzip kann
daher als mathematische Beschreibung der Evolution aufgefasst werden.

Bei Änderung der Umweltbedingungen erfolgt die Anpassung auf dem Wege des geringsten Widerstandes, der geringsten Anstrengung. Die *Selektion* der Lebewesen im Sinne von DARWIN erfolgt durch ein Optimierungsprinzip, nach
MONOD durch Zufall und Notwendigkeit. Die schließlich er-
folgende Optimierung, d.h. die bestmögliche Anpassung an
die Umweltbedingungen, ist eine Folge von Zufall und Notwendigkeit – man kann daher von einem Optimierungsprinzip sprechen. Das Optimierungsprinzip ist so zu verstehen,
dass eine Optimierung erst NACHHER festgestellt werden
kann, wenn alle, die an die neuen Umweltbedingungen nicht
optimal angepasst waren, verstorben sind. Optimierung ist
also ein Endprodukt und keine Richtungsvorgabe der Entwicklung. Geänderte Umweltbedingungen sind die vorwiegend entscheidenden Faktoren bei der Weiterfortentwicklung
der Lebewesen. Durch diese Faktoren haben sich die Lebewesen im Kampf ums Dasein durchgesetzt. Die nicht gut

angepassten Lebewesen hat der Tod eliminiert. Erfolgreich waren jene Lebensformen, die der jeweils herrschenden Umweltsituation am besten angepasst waren. Die optimal Angepassten konnten sich am stärksten vermehren und sich daher in ihrer Art behaupten. Letztendlich zählt nur der Erfolg; die Nieten der Evolution sind zum Untergang verurteilt.

Es ist sicher, dass es im Grunde genommen die Weitergabe von Erbinformationen (Gene in der DNA) an die Nachkommen ist, die für die Evolution wesentlich ist. Viele Beispiele zeigen, dass Modifikationen von Lebewesen auch „Richtungen" eingeschlagen haben, welche aus objektiver Sicht von vornherein schon zum Scheitern verurteilt waren. Den Säbelzahnkatzen, welche ihre Säbelzähne nur zum schnellen Gurgeldurchbeißen verwenden konnten, waren diese beim Fressen hinderlich. Nur die großen Fleischbrocken konnten gefressen werden. Die knochennahen Fleischstücke blieben unangetastet. Säbelzähne waren eine Verbesserung, da man schneller töten konnte. Herumzappelnde Beute konnte daher die Jäger nicht verletzen. Aber letztendlich waren die Säbelzahntiger anderen Katzenarten unterlegen. Ein weiteres Beispiel findet man bei den vielen Huftieren, welche seinerzeit auch als Räuber aufgetreten sind. Alle hatten sie das Problem, dass sie die Beute nicht halten konnten. Daher waren große Mäuler mit großen Zähnen von Vorteil. Dieses Konzept war zunächst erfolgreich: Es gab keine anderen Raubtiere, die ihnen die Beute abnahmen. Die großen bis zu einem Meter langen und mit starker Beißkraft versehenen Mäuler waren aber sehr schwer. Andererseits war es durch das Wiederkäuen den anderen Huftieren möglich, schneller und leichter zu werden. Katzen wiederum konnten ihre Beute mit Krallen halten und ihr Maul konnte daher klein und leicht bleiben.

Der Mensch ist jedoch das bisher einzige Lebewesen, das durch seine Technik in der Lage ist, selbst die Umweltbedingungen willentlich und aktiv zu verändern. Neben der Anpassung an die Umwelt war aber noch vermutlich ein anderer Mechanismus in der Evolution tätig. So kann z.B. das große *Gehirnwachstum* von 800 auf 1350 cm^3 darauf zurückgeführt werden, dass Frauen den tüchtigsten Mann als Partner wählten (soziale Selektion – Angepasstheit durch unterschiedliche Reproduktionsrate – *„Soziobiologie"*). Intelligenz, Rücksicht und Einfühlungsvermögen können wertvollere Eigenschaften sein als Muskelstärke oder Jagderfolg. Das intelligentere Gehirn kann ja ebenfalls zu einer besseren Nutzung der Nahrungsquellen führen. Der Überlebensfähigste wird die Zeit der Fortpflanzung erleben (*sexuelle Selektion*). Nach amerikanischen Forschungen ist die Anziehung zwischen heterosexuellen Paaren umso größer, je größer der Unterschied in ihren Immun-Genen ist.

Manche Biologen sind der Meinung, dass bei Säugetieren (und dem Menschen) eine *Lebensdauer* erwartet werden kann, die etwa 10 mal so lang ist, wie die Zeit bis zur *Geschlechtsreife* (*Pubertät*). Da Menschenkinder etwa 12 – 14 Jahre nach der Geburt die Geschlechtsreife erreichen, kann eine theoretische Lebensdauer von 120 – 140 Jahren angenommen werden. Eine künstliche *Verlängerung* der Lebensdauer ist heute schon möglich. Bei der *Fruchtfliege* ist es gelungen, durch Methoden der Evolution das Alter zu verdoppeln. Dies geschah durch die Ausnützung der natürlichen

Selektion auf die Überlebensrate. Auch bei Fadenwürmern und Mäusen ist eine Lebensverlängerung gelungen, siehe Abschnitt 5.6. So fand man Wurmexemplare, die statt der üblichen zwei Wochen eine doppelt so lange Lebensspanne hatten. Man kam darauf, dass dies durch eine Mutation am daf-2 Gen bewirkt wurde. Interessant ist vor allem, dass dieses Gen sehr ähnlich ist jenem Gen, das bei Säugetieren mit einem Wachstumsfaktor zusammenhängt, welches die Stoffwechselfunktionen steuert.

Die letzten Stadien der menschlichen Entwicklung erfolgen jedoch außerhalb der Gebärmutter. Das menschliche Baby ist unreif für ein selbstständiges Leben und braucht die Unterstützung der Eltern für seine Ernährung und für seine geistige Entwicklung. Man spricht daher auch vom sozialen Uterus. Dadurch wurden soziale Strukturen aufgebaut und erworbenes Wissen konnte besser weitergegeben werden. Nach dem bekannten Zoologen und Primatenforscher PORTMANN wird der Mensch ein Jahr zu früh geboren. Er ist ein „sekundärer *Nesthocker*". Er benötigt ca. 54 Millionen Kilojoule an Energie aus der Ernährung, geliefert von seiner Umwelt, bis er in der Lage ist, sich selbst zu erhalten. Dann aber heißt es: „Wer nicht arbeiten will, soll auch nicht essen" (2 Thess 3,10).

6.2 Gibt es ein Ziel und einen Plan der Evolution?

In der Vergangenheit gab es eine Diskussion unter den Naturwissenschaftlern – LAMARCK, LYSSENKO in Russland – ob sich die Entwicklung der Arten so vollzogen habe, dass diese Entwicklung einem telos, einem Ziel, zustrebe („*Teleo-logie*", *Zielgerichtetheit*) oder ob eben die Umwelt an den Veränderungen die Ursache sei, ohne dass ein bestimmtes Ziel vorgegeben sei. LAMARCK und LYSSENKO, die heute wissenschaftlich widerlegt sind, hatten die Meinung, dass wegen der angeblichen Zielstrebigkeit der Entwicklung die von einem Lebewesen während seines Lebens erworbenen Eigenschaften auf deren Nachkommen vererbt würden.

LAMARCK (1744 – 1829) hatte wie folgt argumentiert:

1. die Umgebung formt und beeinflusst die Lebewesen,

2. Lebensfunktionen bilden ihre Organe und entwickeln sie,

3. die erworbenen Eigenschaften werden dann an die Nach-kommen vererbt.

LAMARCK meinte, dass Giraffen deshalb einen so langen Hals hätten, weil sie den durch das Strecken nach Baumästen erworbenen langen Hals an ihre Nachkommen vererbt hätten. DARWIN hingegen würde sagen, dass diejenigen Tiere, die nach einer zufälligen Mutation längere Hälse hatten, sich allmählich durchgesetzt hätten.

Aus seinen antidarwinistischen Überlegungen heraus setz-te der bei STALIN in hoher Gunst stehende LYSSENKO durch, dass der Weizenanbau in der Sowjetunion nach seinen Vor-stellungen durchgeführt wurde. Missernten und Hungerka-tastrophen waren die Folge dieser pseudowissenschaftlichen Ratschläge. Es war ein klassisches Beispiel dafür, dass falsche ideologische Vorstellungen der Wissenschaft zu schwerwie-genden praktischen Folgen führen können.

Immer wieder wurde die Meinung vertreten, dass die Entwicklung durch die natürliche Auslese so etwas wie eine Ziel- oder Zweckgerichtetheit widerspiegle, was jedoch durch Forschungen der letzten Zeit als sehr unwahrscheinlich gilt. Hinweise auf eine Art *Planung (design)* können noch lange nicht als Beweis für eine solche Planung angesehen werden. Ferner ist zu bedenken, dass gerade die Ungerichtetheit der Evolution es ermöglicht, sich neuen Umweltbedingungen anzupassen und dass Fehlversuche auftreten und ausgemerzt werden.

Wenn Arten aussterben, muss man annehmen, dass sie physiologisch eben nicht mehr auf dem neuesten Stand der Umweltbedingungen sind, oder dass sie durch eine kosmische Katastrophe ausgelöscht wurden, wie die Dinosaurier. Ihr Aussterben hat jedoch zur Entwicklung von Tieren mit effizienteren Fortbewegungsmechanismen, den *Säugetieren* geführt. Dazu kamen sicher noch andere Gründe: deren Warmblütigkeit und die intensive Obsorge um die Nachkommen erleichterten es, die frei gewordenen Lebensräume zu erobern. Da die Säugetiere beweglicher waren, könnte man aus ihrer Evolution einen Trend, eine gewisse Teleologie (Zielgerichtetheit der Entwicklung) ablesen. Mit der Teleologie fällt aber das *anthropische Prinzip*, wonach die Entwicklung immer jene Wege absichtlich eingeschlagen hätte, damit schließlich der Mensch entstand.

Heute wissen wir aber, dass es kein Ziel der Entwicklung der Lebewesen, keinen vorausbestimmten Plan der Evolution in der Natur gibt. Viele Religionen und Philosophien bemühen sich hingegen, die Zufälligkeit der Menschwerdung zu leugnen.

6.3 Das Lebensprinzip und der Tod

Mit *Vitalismus* (*Lebensprinzip*) bezeichnet man die Anschauung, dass ein (meist: zielstrebiger) immaterieller Gestaltungsfaktor existiert. Würde eine solche *Lebenskraft* bestehen, so könnte es eine wissenschaftliche Biologie nicht mehr geben. Metaphysische, nicht naturwissenschaftliche Konzepte kann die Biologie nicht überprüfen! Seit jedoch die Nichtexistenz einer besonderen Lebenskraft, einer *vis viva*, durch viele Untersuchungen bewiesen wurde, erscheint auch das Problem der *Seele* in einem neuen Licht. Streng genommen ist die Existenz einer unsterblichen Seele wissenschaftlich weder beweisbar noch widerlegbar, sie ist nur nach all unserem Wissen als sehr unwahrscheinlich zu bezeichnen, da *Bewusstsein* und *Denken* an lebende organische Materie gebunden zu sein scheinen. Schon EPIKUR im Altertum sprach der menschlichen Seele kein Weiterleben nach dem Tode zu. *Bewusstsein* (bzw. Seele) ist nichts anderes als die konzertierte Aktion von Ganglienzellen und ihren Synapsen (DAMASIO, TUSZYNSKI).

Erleben und *Denken* sind nach jeglicher Erfahrung nur möglich, wenn das Gehirn funktionsfähig ist. So gibt es auch keinen *Geist*, sondern nur geistige Prozesse. Physikalischchemische Prozesse im Gehirn und unsere Erlebnisse sind nicht zwei verschiedene Substrate, sondern buchstäblich ein und dasselbe. *Bewusstseinsvorgänge* sind und bleiben stets an zentral-nervöse Strukturen und Prozesse gebunden. Die heutige Gehirnforschung kann erklären, wie Glücksgefühl, Angst oder Scham entstehen und wo diese im Großhirn lokalisiert sind.

Die moderne *Glücksforschung* (LASZLO) ist in der Lage, jene sieben chemischen Substanzen anzugeben, die ein Glücksgefühl erzeugen: *Dopamin* macht wach und reguliert die Durchblutung. Kreative Menschen haben einen höheren Dopamin-Gehalt im Blut. *Serotonin* (*„Glückshormon“*) dämpft und erzeugt ein Sättigungsgefühl. Das in der Nebenniere erzeugte *Adrenalin* steuert den Pulsschlag und erhöht den Blutdruck. Auch Serotonin hat ähnliche Wirkungen. Das *Noradrenalin* senkt die Pulsfrequenz und steigert die geistigen Leistungen. Die Gamma-Aminobuttersäure (*GABA*) wirkt beruhigend und kann durch Meditation mobilisiert werden. *Glutamat* ist ein Gegenspieler von GABA, fördert die Gedächtnisfunktion und stärkt das Immunsystem. *Endorphin* ruft euphorische Gefühle hervor und regelt das Schmerzempfinden und Hunger und kann schon durch Küsse mobilisiert werden. *Meditation* oder Erleben einer *Erleuchtung* sind gehirnelektrisch, durch die Änderung des Sauerstoffverbrauches oder des elektrischen Hautwiderstandes nachweisbar und im Computertomogramm sichtbar zu machen.

Der *Tod* ist naturwissenschaftlich als Übergang von einer lebenswirkenden Organisationsform der Materie in eine solche, die kein Leben mehr bewirkt, anzusehen. Nach seinem Eintritt findet im Körper keine Entropieänderung mehr statt.

Für die *Evolution* ist der Tod des Einzelindividuums eine Notwendigkeit. Nur durch den Tod wird Platz geschaffen für neue Generationen, für neue Gen-Kombinationen, für neues Leben.

6.4 Greift ein Gott ein?

Nach theologischen Äußerungen der letzten Jahre sollen alle
Arten von Lebewesen von einer allmächtigen Intelligenz, einem „*Designer*" geschaffen worden sein. Damit ergäbe sich
aber Stagnation und keine Evolution. Die reine Lehre, die
sich auf die Genesis stützt, wird heute als *Kreationismus*
bezeichnet (Erschaffung der Welt zu einem Zeitpunkt nicht
früher als 3760 v.Chr.).

Dies wird heute auch von der katholischen Kirche aner-
kannt und namhafte Theologen und Kirchenfürsten haben
sich klar gegen den Kreationismus im obigen Sinne ausge-
sprochen. Zwar wird andererseits zugegeben, dass eine *Evolution* im Sinne einer gemeinsamen Abstammung wahr sein
könnte, aber Evolution im Sinne von DARWIN wird nicht nur
abgelehnt, sondern sogar als wissenschaftliches Dogma, als
Ideologie und nicht als Wissenschaft bezeichnet. Der Mensch
sei nicht das zufällige Produkt der Evolution – jeder Mensch
sei Frucht eines Gedankens Gottes. Damit folge aber die (an
sich anerkannte) Evolution einer *Finalität*, einer *Teleologie*
und sei nicht durch Zufall und Notwendigkeit zu erklären.
Die Kirche müsse die Vernunft verteidigen und darauf be-
harren, dass in der Natur immanentes Design tatsächlich
vorhanden sei.

Ursprünglich hat die katholische Kirche in der *Enzy-
klika* Humani generis gegenüber der Evolutionstheorie eine
eher neutrale Haltung eingenommen. In diesem Rundschrei-
ben verbietet die Kirche weder Forschung noch Diskussion
darüber, dass der menschliche Körper aus vorgegebener lebender Materie entstanden sei. Diese Lehrmeinung wurde

noch 1996 von *Papst* Johannes Paul II bekräftigt: Es gäbe
keinen Konflikt zwischen der *Evolutionslehre* und dem Glauben der Kirche. Die Wissenschaft habe gezeigt, dass die *Evolutionstheorie* mehr sei als eine bloße Hypothese. Allerdings
wird an derselben Stelle darauf hingewiesen, dass der Geist
der Menschen keinesfalls aus den Kräften der lebenden Materie hervorgehen könne. Der Mensch sei nicht durch Zufall
und Notwendigkeit entstanden, sondern durch einen intelligenten Plan.

Dieses *„intelligent design"* setzt natürlich einen *„Designer"* voraus, setzt sich aber dennoch nicht in Gegensatz
zur Evolutionslehre. Die Grundidee ist, dass angeblich Naturvorgänge nicht allein durch Naturkräfte oder Ereignisse (Umweltbeeinflussung, Gene, Zufall etc.) erklärt werden
könnten; es träten Faktoren auf, die auf ein intelligent design, also auf einen Planer, hindeuteten. Die National Acade-
my of Sciences der USA setzt die Vorstellung des intelligent
design mit dem Kreationismus gleich (PENNOCK).

Der Physik-Nobelpreisträger S. WEINBERG wies darauf
hin, dass es eine der größten Errungenschaften der Naturwissenschaft war, intelligenten Menschen zu ermöglichen, areli-
giös oder antireligiös zu leben.

Wie ist es aber mit dem Konzept eines planenden Gottes
vereinbar, dass er Lebewesen (Fossilien) geschaffen haben
soll, wie etwa die *Säbelzahnkatzen*, die so schlecht konstruiert
waren, dass sie nicht lebensfähig waren?

Wenn aber ein allmächtiger Designer in die Abläufe und
Ereignisse des bekannten Universums eingreifen kann, dann
kann man aber nicht annehmen, dass die Naturgesetze, die
wir heute kennen, unveränderlich bleiben. Jeder naturwis-

senschaftlichen Forschung ist damit die Basis entzogen. Göttliche Interventionen könnten jede noch so gute Voraussagen der Naturwissenschaft und Technik über den Haufen werfen. Es ist in den Naturwissenschaften grundlegend, dass man sich Abweichungen und Irrtümern stellt und sie aufklärt – fehlt diese Möglichkeit durch das Eingreifen eines höheren Designers, dann kann man Naturwissenschaft und Technik aufgeben. In den Naturwissenschaften gibt es weit und breit nichts, was die Annahme eines außerweltlichen Wesens notwendig macht. Findet man Löcher im Wissen, dann wartet man geduldig, bis sich durch neue Forschungen diese Löcher schließen. Würde man sich Gott als *Lückenbüßer* vorstellen, so missachtet man Geist und Prinzipien der modernen wissenschaftlichen Forschung.

Der Philosoph C. WEIZSÄCKER weist darauf hin, dass die Philosophie diejenigen Fragen stellt, die NICHT gestellt zu haben die Erfolgsbedingung des (natur)wissenschaftlichen Verfahrens sind. Der Erfolg der Naturwissenschaft besteht ja darin, dass sie verzichtet, gewisse Fragen zu stellen. Dazu gehören vor allem alle Sinnfragen.

Interessant ist, dass Michael ZIMMERMANN, Dekan an der University of Wisconsin-Oshkosh im Jahre 2004 Kleriker aller christlichen Kirchen Amerikas aufrief, sich in Protestschreiben für die Richtigkeit der Evolutionstheorie und gegen die Lehre des *Kreationismus* an den Schulen einzusetzen. Dieser Protestbrief wurde bis zum 23.8.2005 von insgesamt 6984 Klerikern unterschrieben. ZIMMERMANN betont: „What we are trying to demonstrate is that science and religion need not to be at odds with each other".

Naturwissenschaft kann und will nicht die Existenz ei-

nes göttlichen Wesens widerlegen – die Frage, ob ein *Gott*
existiert, liegt außerhalb der Naturwissenschaft. Die Naturwissenschaft muss sich jedoch gegen *Grenzüberschreitungen*
und naturwissenschaftliche Behauptungen von nicht wissenschaftlicher Seite wehren.

Sicher wird durch die Naturwissenschaft niemand daran
gehindert, an einen Gott zu glauben. Verzicht auf konkrete naturwissenschaftliche Aussagen seitens der Kirchen und
Schweigen der Natuwissenschaft zu rein religiösen Themen
könnten alle Probleme zwischen Religion und Naturwissenschaft lösen. Hierzu schrieb *Kardinal* KÖNIG am 5. September 1969 an den Verfasser: „Verehrter Herr Universitätspro-
fessor! Was Ihre grundsätzlichen Anliegen angeht, so kann
ich Ihnen im großen und ganzen nur beipflichten. Auch ich
vertrete den Standpunkt, daß wohl eine Zusammenarbeit
im Rahmen des Möglichen zwischen Naturwissenschaft und
Religion angestrebt werden soll, daß aber eine Einmischung
von seiten der Kirche im Bereich der Naturwissenschaft zu
vermeiden ist".

„Mit dem Tod habe ich nichts zu schaffen.
Bin ich, ist er nicht. Ist er, bin ich nicht"
(Epikur)

„Der freie Mensch denkt über Nichts weniger nach
als über den Tod; seine Weisheit liegt darin,
nicht über den Tod, sondern über das Leben zu sinnen"
(Spinoza)

7 Das Kraftwerk Mensch und sein Ende

7.1 Ernährung und Energieverbrauch

Ein Kraftwerk ist eine Anlage, ein Gebilde, dem ein Energieträger (Kohle, Erdöl, Erdgas, Sonnenstrahlung etc) zugeführt wird und die aus dem Energieträger durch physikalische („chemische") Prozesse Energie freisetzt und diese für innere und äußere Arbeitsleistung verwendet. Schließlich werden dabei entstehende Abfälle (Asche, Kohlendioxyd, Restwärme etc) ausgeschieden.

Aus der Sicht der Physik ist jedes Lebewesen eine Art Kraftwerk. Lebewesen verbrauchen Energie und erzeugen Energie aus ihrer Nahrung. Wird mehr Nahrung zugeführt, als durch Abstrahlung an die Umgebung und durch die Lebensprozesse verbraucht wird, so kommt es zur *Fettleibigkeit*, zur *Gewichtszunahme* mit allen ihren Folgen wie *Diabetes*, *Bluthochdruck* und *Kreislauferkrankungen*. Der Energiegehalt von Nahrungsmitteln wird auch noch heute aus alter Gewohnheit in Kalorien (cal) bzw. *Kilokalorien* (kcal) angegeben. Die Energieeinheit kcal wurde definiert als jene

Energiemenge, die nötig ist, um 1 kg Wasser von 14,5 °C
auf 15,5 °C zu erwärmen. Heute wird 1 kcal einfach durch
4,184 kJoule definiert. Im Abschnitt 6.1 wurde erwähnt,
dass ein Baby von seinen Eltern ca 54 Millionen kJoule
(ca 13 Millionen kcal) benötigt, bis es in der Lage ist, sich
selbst zu ernähren. Jene Energiemenge, die dem menschlichen Körper zugeführt werden muss, um die *Wärmeverluste*
auszugleichen (d.h. Körpertemperatur auf 36,6 – 37,2 °C zu
stabilisieren) und um den Körperbetrieb in Gang zu halten, nennt man den *Grundumsatz*. Er ist je nach Alter und
Gewicht verschieden. Im Alter von 10 Jahren beträgt er 4
$kcal/m^2h$ (Kilokalorien pro Quadratmeter und pro Stunde)
und bei 70 Jahren 35 $kcal/m^2h$. Die Quadratmeter m^2 be-
ziehen sich hierbei auf die Körperoberfläche. Frauen haben
einen um 10 – 15 % niedrigeren Umsatz als Männer. Eine
andere Angabe des Grundumsatzes eines Erwachsenen lautet 1 kcal/kgh, wobei die kg-Angabe sich auf das Körpergewicht bezieht. Man erhält so aus den verschiedenen Be-
rechnungsarten einen täglichen *Nahrungsbedarf* von 800 –
1800 kcal/Tag. Für einen Mann gilt: Körpergewicht mal 24
Stunden = Grundumsatz, bei 70 kg also 1680 kcal. Durch
körperliche Arbeit wird der Bedarf erhöht, es kann sich der
Grundumsatz auf insgesamt 3500 – 6000 kcal/Tag erhöhen
(PERT). Wie am zweckmäßigsten die Kalorienverluste durch
das Essen ersetzt werden, soll im Kapitel 8 über Ernährung
besprochen werden.

Der *Energiesatz* besagt, dass Energie weder gewonnen
noch verloren werden kann – ihre Gesamtmenge bleibt erhalten. (Um ganz genau zu sein, müsste noch die in der Materie konzentrierte Energie einbezogen werden. Man beach-

te Formel (1.1) in Abschnitt 1.2). Übrigens lässt sich aber
auf völlig anderer Grundlage eine gänzlich andere mathematische Beschreibung des Naturgeschehens aufstellen, in
welcher der Energiesatz nicht gilt. Trotzdem sind die experimentellen Befunde die gleichen – siehe die Physik intelligenter Eidechsen (*Eidechsenphysik*). Es ist nämlich so, dass
die Art der Beschreibung der Naturvorgänge durch „Naturgesetze" davon abhängt, welche Vorstellungen man der Beschreibung zugrunde legt. Um den üblichen Energiesatz zu
erhalten, muss man annehmen, dass Verschiebungen längs
der Zeitachse zu keiner Änderung der Naturgesetze führen.
Intelligente Eidechsen, die Physik treiben und im Winter er-
starrt im Schlaf liegen, können dies nicht annehmen. In ihrer
Physik gibt es keinen Energieerhaltungssatz, sondern einen
von der Jahreszeit (bzw. der Außentemperatur) abhängigen
Zusatzterm (EDDINGTON). Durch die Zeitmessung, die nun
von der Temperatur abhängt, ergeben sich aber in Experiment und Beobachtung dieselben Ergebnisse und Messwerte
wie in der menschlichen Physik. Schon POINCARÉ hat darauf hingewiesen, dass Naturgesetze je nach den willkürlichen
Annahmen über Zeit und Raum mathematisch anders aussehen (*Konventionalismus*). Er bewies auch, dass eine Natur-
erscheinung immer durch mehrere verschiedene, aber gleich
richtige mathematische Modelle exakt beschrieben werden
kann.

    Ein weiteres Beispiel dafür, dass ein und dieselbe Na-
turerscheinung durch zwei völlig verschiedene mathematische Formulierungen beschrieben werden können, stellt die
Theorie des anisotropen Lichtäthers von DIVE dar. Sie liefert exakt die gleichen Ergebnisse wie die spezielle Relati-

vitätstheorie. Wenn man nämlich (fälschlich) der Meinung ist, dass das Licht zur Ausbreitung ein „Fortpflanzungsmedium" (den *„Aether"*) bedarf, dann kann man die beobachtete Lichtausbreitung trotzdem richtig beschreiben; dies gelingt, obwohl es in der Natur diesen Aether nicht gibt. Damit die Beschreibung klappt, muss man aber die Annahme machen, dass dieser Aether anisotrop ist. Dies bedeutet, dass er je nach Richtung, in der sich ein Lichtstrahl ausbreitet, verschiedene Eigenschaften hat. Das wäre so wie bei einem Kristall.

Aus diesen Tatsachen folgt aber, dass es keine in der Natur schon vorgegebenen Naturgesetze geben kann. Versuche, durch angeblich von einem Gott schon vorgegebene Naturgesetze, die Existenz dieses Gottes zu beweisen, sind daher von vorneherein zum Scheitern verurteilt. Derartige Behauptungen eines Autors zeigen nur dessen tiefgehende ideologische oder religiöse Beeinflussung oder, dass er über diese Dinge nicht nachgedacht hat. Gott ist ein Begriff außerhalb der Naturwissenschaft; diese kann daher die Existenz eines Gottes weder beweisen noch widerlegen. SCHRÖDINGER hat die Situation mit den folgenden Worten geschildert:

> „Ich finde Gott nicht vor in Zeit und Raum, sagt der
> ehrliche Naturwissenschaftler,
> wird aber dann von jenen gescholten,
> die da sagen, Gott ist reiner Geist."

In der üblichen Beschreibung des physikalischen Geschehens kann man den Energiesatz so anschreiben:

$$Q = U - W. \tag{7.1}$$

Hier bezeichnen wir mit Q die *Wärme*, mit U den *Energieinhalt* des menschlichen Körpers und mit W die äußere *Arbeitsleistung* . Alle drei Größen werden in Joule oder kcal ausgedrückt. Wenn man mit dem Symbol Δ Änderungen dieser Größe bezeichnet, dann gilt

$$\Delta Q = \Delta U - \Delta W \quad \text{oder} \quad \Delta U = \Delta Q + \Delta W, \qquad (7.2)$$

d.h. die Veränderung ΔU des inneren Energieinhaltes U setzt sich zusammen aus Wärmeumsätzen ΔQ (Abstrahlung durch die Haut, Schwitzen oder Sonneneinstrahlung etc) und der äußeren Arbeitsleistung ΔW, die durch die Muskeln an der Umgebung geleistet wird. Dividiert man ΔU durch ein Zeitintervall Δt (z.B. einen Tag), dann ist der Grundumsatz durch $\Delta U / \Delta t$ in kcal/Tag gegeben.

Die Energie U kann man als den Buchhalter des Betriebes Kraftwerk Mensch bezeichnen. Neben dem Buchhalter des Kraftwerkes gibt es auch einen *Betriebsdirektor*, der anschafft, was zu geschehen hat. Mit ihm beschäftigen wir uns im nächsten Abschnitt 7.2. Dieser Betriebsdirektor ist die sogenannte *Entropie S*. Sie kann gemessen und berechnet werden. Wenn ein Wärmeumsatz ΔQ bei der Temperatur T erfolgt, dann gilt für die Entropieänderung

$$\Delta S = \frac{\Delta Q}{T} = \frac{\Delta U}{T} - \frac{\Delta W}{T}, \qquad (7.3)$$

gemessen in Joule (oder kcal) pro Grad Kelvin (1 Kelvingrad = 273,15 + Celsiusgrade). Nach dieser Formel könnte man vermuten, dass die Entropie S mit sinkender Temperatur T steigt. Dies ist jedoch nicht der Fall, da sich ΔQ bei variabler

Temperatur auch ändert. Es ist vielmehr so, dass am absoluten Nullpunkt (-273,15 °C oder 0 °Kelvin) die Entropie
Null wird. Diese Aussage heißt das NERNST *Theorem*.

Aus der Formel (7.3) lassen sich jedoch zwei interessante
Schlüsse ziehen:

1. Wenn der Körper Wärme abgibt, z.b. durch Schwitzen oder Frieren, dann ist ΔQ negativ und bei konstanter
Temperatur T wird auch ΔS negativ, d.h. der Körper verringert hingegen seine Entropie. Einstrahlung von Wärme,
also ΔQ ist positiv, z.b. beim Sonnenbaden, vermehrt die
Entropie des Körpers.

2. Geleistete äußere Arbeit ΔW, also auch Sport, verringert die Entropie und verlängert das Leben.

7.2 Die Entropie bestimmt, WANN der Tod eintritt

Der Betriebsdirektor des Kraftwerkes Mensch heißt in der
Physik *Entropie*. Um zu verstehen, was diese messbare und
berechenbare Größe ist und wie ein bestimmter Wert dieser Entropie (*Entropiemaximum*) den natürlichen Alterstod
des Menschen bestimmt, müssen wir etwas weiter ausholen.
Wir müssen verstehen, welche Naturprozesse die Entropie
verändern und was diese ist.

Alles Geschehen in der Natur scheint von selbst in einer
bestimmten und in gleicher Weise zu verlaufen: Steine fallen immer von oben nach unten, Wärme geht immer vom
heißen Ofen in das kältere Zimmer, rote Tinte, die in eine Wasserwanne gegossen wird, verteilt sich und man hat
nie beobachtet, dass sich die Farbe wieder auf einen Punkt

zusammenzieht. Es ist nur mittels chemischer oder physikalischer Methoden möglich, die rote Farbe aus dem Badewasser wieder herauszuholen. Dafür sind aber ein Energieaufwand, Zufuhr negativer Entropie und damit ein Austausch mit der Umgebung nötig.

Wenn man vorsichtig Himbeersaft auf Grießbrei gießt, so wird der Saft bald von selbst in den Brei hineinsinken („diffundieren"). Man kann den Prozess der Mischung beschleunigen, indem man beispielsweise rechtsherum rührt. Aber ein späteres linksherum Rühren ändert nichts an der Mischung, eine Trennung von Saft und Brei ist auf diese Weise nicht möglich. Durch das Rühren ist die Entropie gestiegen, die „Unordnung" wurde größer.

Auch wurde nie beobachtet, dass Wärme vom kalten Zimmer auf den heißen Ofen übergeht oder dass Steine hinauf fallen. Das alles zeigt offenbar an, dass bei diesen Vorgängen der Ablauf der Zeit, der *Zeitpfeil*, eine Richtung hat, die sich nie umkehrt. Zeit kann einfach mit Entropieanstieg gleichgesetzt werden. Der Physiker FEYNMAN meinte, „Zeit sei das, was passiert, wenn sonst nichts passiert" und PARMENIDES vertrat die Ansicht, die Welt sei zeitlos, ohne Anfang, ohne Ende. Eine Umkehrung des Zeitpfeils oder gar Zeitsprünge in die Vergangenheit gibt es nur in Science Fiction Filmen. Wegen dieser Unumkehrbarkeit ist auch die *Evolution* der Lebewesen irreversibel, also auch unumkehrbar.

Warum ist das alles so und was haben dies und die Entropie mit dem Alterstod zu tun? Um dies zu verstehen, ist es notwendig, den Begriff der *Ordnung* einzuführen. Der Begriff der Ordnung lässt sich auch streng mathematisch erfassen und definieren. Wenn man an einem Schreibtisch arbeitet, dann liegen Papier, Schreibgeräte und Taschenrechner etc geordnet auf der Schreibfläche. Während man arbeitet, beginnt sich langsam *Unordnung* einzustellen, die Gegenstände am Schreibtisch liegen ungeordnet herum. In ähnlicher Weise geht es dem Handwerker mit seinen Werkzeugen oder dem Arzt in der Ordination. Am Ende des Arbeitstages bedarf es eines Energieaufwandes, um die ursprüngliche Ordnung wiederherzustellen. Alles, was Ordnung heißt, hat nur wenige Möglichkeiten der konkreten Realisation. Die *Wahrscheinlichkeit* der Realisierung einer Ordnung ist klein. Schreibgeräte können geordnet links oder rechts nebeneinander liegen, aber für einen ungeordneten Zustand gibt es mehr Realisierungsmöglichkeiten, eine größere Wahrscheinlichkeit.

Ist die Zimmerluft sehr warm, dann können die Luftteilchen alle Geschwindigkeiten zwischen Null und der der Temperatur entsprechenden Geschwindigkeit und noch größer haben. Es gibt viele Möglichkeiten, den Teilchen einzelne Werte von Ort und Geschwindigkeit zuzuordnen, es gibt viele mögliche Zustände und viel Unordnung. Bei der Kälte von etwa −273,15 °C haben die Teilchen aber nur die Möglichkeit der Geschwindigkeit Null. Kälte, also tiefe Temperaturen, bedeutet also einen höheren Ordnungsgrad, eine kleinere Wahrscheinlichkeit W und kleinere Entropie S. Infolge der Ruhe der Teilchen kann es nur eine mögliche Anordnung geben, die Ordnung ist am größten und die Entropie am absoluten Nullpunkt (−273,15 °C = 0 °Kelvin) ist ein Minimum. Nach dem NERNST Theorem beträgt dieses Minimum Null. Das Theorem ist aus der Theorie ableitbar. Die Wärmelehre, die sich auf die Einzelbewegung der Teilchen bezieht, beweist nämlich, dass hohe Ordnung geringe und kleine Ordnung eine hohe Entropie bedeutet. Dies kommt daher, dass ein Ordnungszustand eine geringere Wahrscheinlichkeit hat, als ein mit höherer Temperatur verknüpfter Unordnungszustand; bei diesem gibt es viel mehr Möglichkeiten, verschiedene Wahrscheinlichkeiten zu realisieren, als bei einem Ordnungszustand. Auch dies kann beweisen, und das ist das große Verdienst des berühmten österreichischen Physikers BOLTZMANN, nämlich die Aussage, dass die Entropie S proportional ist dem Logarithmus der Wahrscheinlichkeit eines Zustandes. Es gilt:

$$S = const \text{ o } \log W. \tag{7.4}$$

Da nach Tabelle 1 von Abschnitt (1.2) der Logarithmus für Werte von W kleiner als Eins negativ ist, ergeben Werte der Wahrscheinlichkeit W, die kleiner als Eins sind, negative Werte für die Entropie. (Es soll aber nicht unerwähnt bleiben, dass es in der theoretischen Wärmelehre auch möglich ist, für eine vorgegebene Substanz, z.B. ein bestimmtes Gas, die Entropie S auch als Funktion $S(p, T)$ von Druck p und Temperatur T zu berechnen.)

Die kleine Wahrscheinlichkeit eines gut geordneten Zustandes der Materieteilchen bedeutet daher kleine Entropie und die vielen Möglichkeiten, einen Zustand der Unordnung herzustellen, bedeuten große Werte der Entropie.

Wie berechnet man aber eine Wahrscheinlichkeit? Bei einem Würfel mit seinen sechs Seitenflächen kann beim Würfeln nur eine der sechs Flächen nach oben zu liegen kommen. Welche das aber ist, kann man nicht mit Sicherheit, sondern nur mit einer gewissen Wahrscheinlichkeit voraussagen. Da nur eine konkrete Möglichkeit existiert, aber insgesamt sechs zur Verfügung stehen, sagt man, die Wahrscheinlichkeit, z.B. eine Fünf zu würfeln, ist eins zu sechs, also ein Sechstel. Diese Aussage ist ganz unabhängig davon, welche Ergebnisse vorhergehende Würfe erzielt haben. Leider neigen manche Menschen und Casinobesucher ebenso wie Lottospieler zur falschen Ansicht: „Ja, wenn jetzt schon 10 mal bei dem *Roulette*-Spiel rot kam, dann muss doch das nächste Mal die Kugel auf ein schwarzes Feld fallen". Das stimmt eben leider nicht. Es ist zwar richtig, dass nach insgesamt 600.000 Würfen ein Würfel im Durchschnitt etwa 100.000 mal die Fläche mit der Fünf nach oben zeigt, aber was im nächsten Wurf passiert, wohin die Kugel rollt, das unterliegt jedesmal der Wahrscheinlichkeit: ein Sechstel beim Würfel und ein Halb bei der Roulettekugel, die auf eine der beiden Farben rot oder schwarz fällt. Je mehr Einzelteilchen oder Einzelvorgänge an einem Ereignisablauf beteiligt sind, desto mehr nähert sich das Endergebnis einem durch die Wahrscheinlichkeitsrechnung bestimmbaren Grenzwert.

Nach der oben erwähnten Formel (7.4) für die Entropie gibt eine Wahrscheinlichkeit kleiner als Eins nach Tabelle 1 in Abschnitt 1.2 einen negativen Wert des *Logarithmus* und damit negative Werte der Entropie (*Negentropie*).

Es ist nun so, dass diese Entropie bei der Frage des Zeitpunktes des Todes eines Menschen eine bedeutende Rolle spielt. Das eigene individuelle Entropiemaximum des Kraftwerkes Mensch bedeutet seinen *Tod*.

Wie kann diese von SCHRÖDINGER stammende Annahme begründet werden? Wie kommt es im menschlichen Körper zur Steigerung oder Verringerung der Entropie? Welche Vorgänge und Verhaltensregeln können dies steuern und welche naturwissenschaftlichen Gründe gibt es für diese Annahme? Alle physikalischen und chemischen Vorgänge verlaufen unter Steigerung der Unordnung, unter Anwachsen der Entropie. Wir essen auch nicht so sehr, um dem Körper Energie zuzuführen und Wärmeverluste auszugleichen, sondern wie SCHRÖDINGER gezeigt hat, vornehmlich um dem Körper Ordnung zuzuführen, um Unordnung und Entropieüberschüsse wegzuschaffen. Die hohe molekulare Ordnung der von uns gegessenen Eiweißstoffe wird vom Körper entnommen, wobei er seine Entropie verringert. Wenn diese Stoffe als Ausscheidungen den Körper verlassen, haben sie viel von ihrer Ordnung verloren, sie haben die Entropie im menschlichen Körper verringert und verlassen ihn, selbst in größerer Unordnung befindlich, zerlegt in Bestandteile und Verdauungsreste, wobei damit Entropie in die Kanalisation mitgenommen wird. Der menschliche und tierische Körper vermehrt ja durch die Lebensprozesse andauernd seine Entropie und muss diese immer wieder durch Wege dorthin, wohin auch der Kaiser zu Fuß geht, verringern, denn das individuelle Entropiemaximum bedeutet das Ende des Lebens.

Wir haben nun gelesen, WANN der Mensch sterben muss. Sein für ihn persönlich erträgliches Entropiemaximum hängt von seiner Veranlagung, von seinen Genen, von seiner Ernährung, insbesondere aber auch von seiner bisherigen Lebensweise ab.

Können wir aber vielleicht auch erahnen, WARUM dieser Zeitpunkt des Entropiemaximus eintreten wird?

Was kann zunächst die Physik dazu sagen? Zunächst ist klar, dass tiefere Temperaturen weniger Entropiezuwachs bedeuten, dass Menschen in sehr heißem Klima oder in überhitzten Räumen mehr Entropie sammeln, als im Norden lebende Personen. Vielleicht könnte man vermuten, dass das Lebensalter in Europa deshalb größer ist als in mehr südlichen Breitengraden.

Immerhin zeigt die Statistik, dass die mittlere Lebenserwartung in den skandinavischen Ländern weit über den Werten aus Afrika oder Indien steht, vgl. Tabelle 9 in Abschnitt 8.5. Naturgemäß wird jedoch die Lebenserwartung auch durch Krankheiten und das Nahrungsangebot beeinflusst.

Jedenfalls verwendet die Medizin die sogenannte *Hypothermie*, eine Therapie zur Absenkung der Körpertemperatur. Auch die Natur verwendet dies seit der Urzeit: die Hoden, die Produktionsstätten der Samenzellen, werden zwecks Kühlung außerhalb des männlichen Körpers gelagert. Bei der Frau ist dies nicht notwendig, da sie nur bis zu einem bestimmten Alter gebärfähig ist und ihre Eier im Inneren des Körpers gut geschützt werden. Der Mann hingegen ist bis ins hohe Alter in der Lage, ein Ei zu befruchten, so dass der Samen ein längeres Ablaufdatum haben muss.

Wie sich nun der Mensch verhalten sollte, um den Eintritt des Entropiemaximums weit hinauszuschieben, kann die *Medizin* erforschen.

7.3 Entropie und Information

Unter Entropie kann man auch das Maß für die Fähigkeit verstehen, dass ein System von selbst Zustandsänderungen herbeiführen kann. Ist die Entropie klein, so ist die Ordnung im System, z.B. einem Kristall, sehr hoch. Kristalle sind sehr stabil - um so stabiler, je tiefer ihre Temperatur ist. Die Fähigkeit zu einer Änderung ist dann sehr gering.

Information („Wissen") umfasst alles, was man über eine Sache weiß. Alle Eigenschaften, alles, was eine Sache von anderen Sachen oder Systemen unterscheidet – all das muss in der vollständigen Information enthalten sein. In gewissem Sinne entspricht die Information der *Idee* von PLATO. Ohne Austausch von Nachrichten und Informationen wäre das moderne Leben undenkbar. Sollen Informationen auf technischem Wege, z.B. durch das Fernsehen, übermittelt werden, dann werden die Nachrichten durch diskrete technische Signale vermittelt. Einzelne Bildpunkte auf dem Fernsehschirm übermitteln durch ihre Helligkeit und Farbe die Information. Eine Nachricht lässt sich somit völlig unabhängig von ihrem Inhalt durch eine Folge von diskreten Signalen übermitteln. Beobachtet man eine Folge von solchen Signalen, dann kann man feststellen, dass die Symbole, z.B. Buchstaben, sich nach einer gewissen Zeit wiederholen. Die Anzahl der Buchstaben und damit die Anzahl der Symbole, die ihnen zugeordnet sind, ist endlich. So hat das Alphabet je nach der verwendeten Sprache z.B. 26 Buchstaben. In der DNA ist die *genetische Information* durch Nukleotide festgelegt. Informationsübertragung z.B. bei der Zellteilung, erfolgt durch die 20 *Aminosäuren*, also gewissermaßen durch ein Alphabet mit 20 Buchstaben. Innerhalb der DNA gibt es das Alphabet mit den 4 Basen Cytosin, Thymin, Adenin und Guanin.

In der Informationstheorie wird das Auftreten von Folgen eines Signals („Buchstaben") durch eine Wahrscheinlichkeitsverteilung festgehalten. Die Häufigkeit des Auftre-

tens der einzelnen Buchstaben ergibt eine Wahrscheinlich-
keitsfunktion W. Nach Formel (7.4) kann zu dieser Wahrscheinlichkeit eine Art informationstheoretische Entropie S_i
zugeordnet werden. Diese Entropie ist ein Maß für die Menge an Zufall, der in einem zugehörenden Prozess steckt. In
(7.4) muss es sich beim Symbol log nicht um den in Kapitel
1 erwähnten Logarithmus auf der Basis 10 (dekadischer Logarithmus) handeln. In der Informationstheorie verwendet
man den Logarithmus auf der Basis 2 (*binärer Logarithmus*).
Dieser ist durch die *Kettenregel* definiert:

$$\log_a(b) \cdot \log_b(x) = \log_a(x), \qquad (7.5)$$

also z.B.

$$\log_{10} 2 \cdot \log_2 x = \log_{10} x, \quad \text{also} \quad \log_2 x = \log x / \log 2, \quad (7.6)$$

wobei $\log_a$ den Logarithmus von der Basis a bezeichnet. Daraus ergibt sich folgende Tabelle, vgl. auch die Tabelle 1 im
Kapitel 1:

x	$\log_2 x$	$\log_{10} x$
$1 = 2^0$	0	0
$2 = 2^1$	1	0,30103
$4 = 2^2$	2	0,60206
$8 = 2^3$	3	0,90309
$1/2 = 2^{-1}$	-1	-0,30103
$1/4 = 2^{-2}$	-1	-0,60206

Tab. 6. Der binäre Logarithmus

Für log 2 erhält man durch Berechnung (Reihenformel) den
Wert 0,30103, so dass man die binären Logarithmen $\log_2$
in die dezimalen Logarithmen log einfach umrechnen kann.
Bei geeigneter Wahl der (negativen) Proportionalitätskon-
stanten *const* in (7.4) erhält man für den Wert $S_i(1/2) = 1$.

Diese Größe nennt man in der Informationstheorie 1 bit (bit = binary digit, *Binärzeichen*).

Die Werte der informationstheoretischen Entropie S_i sind sehr sehr viel kleiner als die der Entropie S physikalischer Systeme ($S_i \ll S$). Betrachten wir einmal einen Wettschein des Fußballtotos. Da stehen 12 verschiedene Spiele und bei jedem Spiel hat man drei Wahlmöglichkeiten, den Schein auszufüllen: gewinnt, verliert oder unentschieden. Die Wahrscheinlichkeit, richtig zu tippen, ist also für jedes einzelne Spiel durch 1:3 gegeben. Zwei Spiele richtig zu tippen hat dann die Wahrscheinlichkeit $(1/3) \times (1/3) = 1{:}9$, und bei 12 Spielen ist die Wahrscheinlichkeit W, richtig zu tippen, $W = (1/3)^{12} = 3^{-12}$. Da die Entropie S_i durch $-\log_2 W$, also durch $S_i = -\log_2 3^{-12} = 19{,}02$ bit gegeben ist, ist S_i sehr klein.

Wir berechnen ein weiteres Beispiel. Wie groß wäre z.B. die Änderung der Informationsentropie, die auftritt, wenn man in einem Artikel von 10 Seiten zu 60 Zeilen mit 60 Buchstaben pro Zeile liest? Man hätte dann $60 \times 60 \times 10 = 36000$ Buchstaben gelesen. Da das deutsche Alphabet 26 verschiedene Buchstaben enthält, hat ein einzelner Buchstabe 26 Realisierungsmöglichkeiten. Dann ist $W = (26)^{-36000}$ und die Entropie ist $S_i = -\log_2(26)^{-36000} = 36000 \cdot \log_2 26 = 36000 \cdot \log 26 / 0{,}30103 = 169215{,}83$ bit, wobei die Formel (7.5) verwendet wurde. Dies sieht in bit gemessen sehr groß aus, muss aber mit der durch (7.4) definierten physikalischen Entropie verglichen werden. Die Größe *const* in (7.4) ist durch die BOLTZMANN Konstante k gegeben: *const* $= k = 1{,}3805 \cdot 10^{-23}$ J/K. Damit ergibt sich für dieselbe Wahrscheinlichkeit W ein Wert von

$$S = 1,3805 \cdot 10^{-23} \cdot \log(26)^{-36000} = -7,0321 \cdot 10^{-19}\,\text{J/K}$$

für die entsprechende physikalische Entropie.

Isst man jedoch eine *Wurstsemmel* mit z.B. 100 kcal = $100 \cdot 4,184$ Joule = 418 Joule, dann ist die Änderung der physikalischen Entropie 418 Joule/K. Diese ist somit $5,9 \cdot 10^{20}$ mal größer als die informationstheoretische Entropie. Damit kann letztere bei physikalischen Überlegungen vernachlässigt werden.

Die elektrische Spannung in einem Computer ist entweder vorhanden (bit-Wert = 1) oder nicht vorhanden (bit-Wert = 0). Alle Symbole (Buchstaben) eines Textes, einer Zeichnung oder eines Computerprogramms müssen nun zur Übertragung in eine Folge von bit-Werten umgeschrieben werden (*„Codierung"*). Die Übertragungsgeschwindigkeit einer solchen codierten Information auf einer Telefonleitung (Festnetz) oder durch eine hochfrequente elektromagnetische Welle (auf *Handy* etc) wird dann in bit/sec oder kbit/sec ausgedrückt. Beim Fernsehen z.B. erreicht man

$$130 \cdot 10^6 \text{ bit/sec} = 130 \text{ Mbits/sec.}$$

Eine andere Einheit für den Informationsfluss ist das byte. Das *Byte* umfasst 8 bit und ist in der Lage, einen Buchstaben zu übertragen. Beispielsweise die bit-Folge 01100101 bedeutet den Buchstaben E.

Um einen Informationsfluss möglichst störungsfrei übertragen zu können, benötigt man für die tragende Fernsehfrequenz eine *Bandbreite* von 6500 kHz.

Mit diesen kurzen einfachen Bemerkungen soll dieser Ausflug in die Informationstheorie beendet werden (C.H.Cap).

„Wenn du Sorge hast vor dem Tod, dann vergiss sie.
Die Natur wird dich unterrichten
und die Sache für dich in die Hand nehmen.
Sie löscht uns alle behutsam aus."
(Montaigne, ca 1580)

„Wenn du das Leben aushalten willst,
richte dich auf den Tod ein."
(Freud, 1915)

8 WARUM sterben oder länger leben?

8.1 Ernährung und Entropieumsatz

Über Lebensverlängerung durch gesunde Ernährung gibt es seit jeher viele Bücher. Manche von ihnen widersprechen sich in ihren Ratschlägen gegenseitig. Hier sollen vor allem die für die Entropieveränderung relevanten Umstände besprochen werden. Auch MONOD betont die Wichtigkeit der Ernährung für die *Negentropie*. Je weniger eine Zelle arbeiten muss, desto weniger entsteht eine den Alterungsprozess beschleunigende Unordnung und desto kleiner ist der Entropieanstieg in ihr.

Da Lebensmittel mit großer Negentropie das Eintreten des Entropiemaximums, also des Todes, hinauszögern, könnte man zu einem falschen Schluss kommen. Wäre es nicht denkbar, durch Ernährung mit viel Fleisch oder sehr viel Gemüse länger zu leben? Andererseits ist aber zu beachten, dass jede Nahrungszufuhr zunächst die Entropie des Körpers erhöht. Nach Formel (7.3) führt ja jede Erhöhung des inneren Energiegehaltes U durch Nahrungszufuhr zu einer Entropieerhöhung. Eine Entropieverringerung erfolgt erst durch Ausscheidungen. Es liegt daher nahe zu vermuten, dass eine Einschränkung der Nahrungszufuhr günstig ist. Dies scheint tatsächlich der Fall zu sein. Reduziert man bei Fruchtfliegen die Nahrungszufuhr, so erhalten sie weniger freie Radikale und die Entropievermehrung durch Ernährung sinkt. Laborratten leben doppelt so lange, wenn ihre Nahrungsaufnahme um 30 Prozent verringert wird. Theorie und Praxis zeigen weiters, dass es für den Menschen besser ist, fünf kleine Mahlzeiten statt drei große zu sich zu nehmen. Es gilt wohl noch die alte Weisheit: „Frühstücke wie ein König, iss mittags wie ein Bürger und das Abendessen schenke deinem Feind" (Dinner-Cancelling). Dadurch ist der Magen zur Nachtzeit leer und das Schlafhormon *Melatonin* wird reichlich ausgeschüttet. Dieses senkt nächtens die Körpertemperatur. Spätes reichliches Abendessen soll auch das Immunsystem beeinträchtigen. Auch ein kurzes Mittagsschläfchen ist daher gesund.

Ebenso spielt die Art der Nahrung bei der Gesundheitserhaltung eine Rolle. Leider sind die Verhältnisse komplizierter. Cholesterin von tierischen Fetten (Hühnerhaut, Hirn u.ä.) führt zu Adernverkalkung, und andere ähnliche Beispiele könnten genannt werden.

Cholesterin ist ein ganz spezieller wachsartiger Eiweißstoff, der vom Körper hergestellt wird und der auch in der Nahrung vorkommt. Er ist Ausgangsstoff für viele körpereigene Hormone und für die Bildung der Gallensäure. Soja soll die Aufnahme von Cholesterin aus der Nahrung dämpfen. Das Gehirn ist ein Organ, das sehr viel Cholesterin enthält. Das Cholesterin gehört zur Klasse der so genann-

ten „Lipidproteine". Man unterscheidet das low density lipidprotein (LDL) und das high density lipidprotein (HDL).
Im Laufe des Lebens lagert sich das Cholesterin zusammen mit Calcium in den Blutbahnen an. Die Adern werden dadurch verengt und es kann zu Herzinfarkt oder Hirn-
schlag kommen. Nach neueren Forschungen hat es sich gezeigt, dass Aspirin direkt auf die Verkalkungen wirken kann,
indem es Cholesterin wieder herauslöst. Die Aufnahme von
ungesättigten *Fettsäuren* (kaltgepresstes Olivenöl, *Omega-
3 Fettsäuren* in Lachs, Makrelen, Soja, Nüssen, Erdnussöl,
Sonnenblumenöl) kann den Spiegel des „schlechten" LDL-
Cholesterins im Körper senken. (Die Bezeichnung Omega-3
bedeutet, dass ein bestimmtes Kohlenstoffatom an 3. Stelle
in der Strukturformel steht; es gibt auch Omega-6 Fettsäur-
en.) Der Einfluss der ungesättigten Fettsäuren zeigt sich in
Japan. Dort ist die Herzinfarktrate relativ gering. Eine Studie mit Japanern, die nach Hawai und dann in die USA aus-
gewandert waren, zeigte, dass relativ weniger Japaner in Hawai im Vergleich zu den Japanern in USA an Herzinfarkten
starben. Die ungesunde amerikanische fettreiche Lebensweise hatte offenbar die Herzinfarkthäufigkeit erhöht. Auch soll
der sehr viel in Japan getrunkene *grüne Tee* (10 Minuten
ziehen lassen!) die Arterienverkalkung und die *Alzheimer-
Krankheit* verzögern. Es wären natürlich sehr kalorienrei-
che Nahrungsmittel wie tierische Fette stark einzuschränken.
Fettes Fleisch oder fette Wurst kann man sogar bei der Zube-
reitung entfetten. Entweder man grillt das fette Fleisch oder
man kann beispielsweise Wurstscheiben auf einer Unterlage
braten, die das Abtropfen des Fettes gestattet. Da manche
Fische, Hühner oder Wurstscheiben beim Braten über einem

Rost austrocknen, ist es zweckmäßig, diese vorher mit Öl zu bestreichen. Man sollte auch den Gebrauch gehärteter Fette beim Kochen vermeiden und eher Öl benutzen, da flüssige Pflanzenöle für die Arterien von Vorteil sind. Kunstfette sollte man vermeiden, denn diese werden aus Pflanzenölen hergestellt, wobei die in den Pflanzenölen vorhandenen ungesättigten Fettsäuren durch Wasserstoff gesättigt werden, um die Pflanzenöle zu härten (*Transfette*). „FDH" – friss die Hälfte – kann Übergewicht abbauen. Dadurch wird das „gute" HDL-Cholesterin vermehrt. Die Medizin empfiehlt für einen gesunden Menschen das Anstreben der folgenden Werte im Blut:

> für das gute HDL-Cholesterin > 35 mg/dl,
> für das schlechte LDL-Cholesterin < 100 mg/dl,
> für den Gesamtcholesterinwert < 180 mg/dl,
> für den Cholesterin-Quotienten: Gesamtcholesterin/HDL < 5 oder $< 3{,}5$.

Meist wird eine Ernährung empfohlen, die 40 % Kohlehydrate, 30 % Eiweiß und 30 % „gute" Fette beinhaltet und auf 5 kleine Mahlzeiten am Tag verteilt wird. Es wird sogar auch empfohlen, am Beginn einer Mahlzeit kleine Vorspeisen zu sich zu nehmen. Wenn man nämlich gleich mit einer nahrhaften Speise beginnt, dann isst man mehr, bevor man satt geworden ist, als wenn man mit kleinen Appetitanregern anfängt. Die Pharmakologin PERT empfiehlt, die *Mehrfachzucker* (Rohrzucker, Rübenzucker, vgl. Abschnitt 3.2) zu meiden und dafür die das Gehirn ernährende Glucose (Traubenzucker) zu verwenden. Die Gehirnernährung folgt dabei der Formel

$$C_6H_{12}O_6 + 6O_2 = 6CO_2 + 6H_2O + \text{Energie}.$$

Die vom Gehirn verbrauchte Energie ist etwa 0,30 kcal/min. Allerdings zerfällt der Rohrzucker (Rübenzucker), der in den Lebensmittelgeschäften gekauft wird, in der sauren Umgebung des Magens in Glucose und Fructose, wobei ein H_2O Molekül aufgenommen wird:

$$C_{12}H_{22}O_{11} + H_2O$$
$$= C_6H_{12}O_6 \text{ (Glucose)} + C_6H_{12}O_6 \text{ (Fruchtzucker)}.$$

Auch rät PERT von Fertiggerichten ab, die oft unzuträgliche Konservierungsstoffe enthalten. Ein Beispiel hierfür ist das *Glutamat*. Es kommt in pflanzlicher und tierischer Nahrung als L-Glutamat vor (Mais, Weizen etc). In der Industrie wird Glutamat durch eine Reihe von Prozessen auf chemischem Wege erzeugt. Das Endprodukt ist oft Mononatriumglutamat. Infolge der industriellen Behandlung hat sich die chemische Struktur des Glutamates geändert, so dass auch D-Glutamat vorliegt. Die Bezeichnung D und L bezieht sich auf die Drehung der Polarisationsebene des Lichtes, was schon früher hier besprochen wurde. Das Verhältnis von L-Glutamat und D-Glutamat im industriellen Fertigprodukt variiert nach der Art der Herstellung. Es sei hier an das *Contergan* erinnert, bei dessen industrieller Produktion nicht nur ein harmloses Schmerzmittel, sondern auch eine den Embryo schädigende Substanz entsteht.

Die gesellschaftliche Entwicklung und die steigende Berufstätigkeit der Frau führen dazu, dass sowohl weibliche als auch männliche Personen immer mehr zu Fertiggerichten greifen. Die Industrie ist daher gezwungen, auf Lager zu produzieren. Um die Verderblichkeit hintanzuhalten, werden fast allen Fertiggerichten Konservierungsmittel hinzugefügt. Viele von ihnen scheinen im Laufe der Zeit Allergien auszulösen. So ist nach Untersuchungen der *Mayo*-Klinik sogar Brot betroffen. Um Brot frisch zu halten und es nicht austrocknen oder hart werden zu lassen, gibt es Bäckereien, die dem Brot *Kalziumpropionat* hinzufügen Nach den amerikanischen Untersuchungen löst jedoch dieser Zusatzstoff *Muskelkrämpfe* aus.

Der Arzt EICHENLAUB gibt eine Liste an, was biologisch schlecht oder gut sei. „Du bist, was Du isst". Gut sei ganz allgemein entfettetes Fleisch oder gekocht statt gebraten und paniert, Gemüse, wobei Mais und Bohnen eher zu vermeiden sind, gekochte Kartoffeln oder mit Butter gedämpft statt Bratkartoffeln und Kartoffelbrei, Vermeidung von Gemüse in einer Mehlschwitze, Magermilch statt Vollmilch, Obst und Kompotte statt Torten, Joghurteis oder Topfen mit Beeren statt Eiskreme.

Zuckerkrankheit (*Diabetes*) ist eine der sich immer mehr verbreitenden Krankheiten. Sie wird meist auf eine Überernährung (oder eine besondere Anlage) zurückgeführt. D. HARDIE von der Universität Dundee konnte zeigen, dass ein bestimmtes Protein die Energieflüsse in den Zellen reguliert. Tritt ein Bedarf nach mehr Energie auf, so wird dieses Protein aktiviert. Da es Energieflüsse zu steuern vermag, hoffen die Forscher in diesem Protein ein Medikament gegen Diabetes gefunden zu haben. Amerikanische Forscher haben entdeckt, dass die Knochen ein Hormon mit dem Namen Osteocalcin absondern. Dieser Botenstoff kann die für die Zuckerkrankheit wichtige Insulinausschüttung beeinflussen. Die Entwicklung neuer Medikamente gegen Diabetes wird daher erhofft. – Eine in Erdnüssen und im Rotwein enthaltene, erst kürzlich entdeckte neue Substanz ist das *Resveratrol.* Diese Substanz kann man seit kurzem auch als (alkoholfreies) Medikament in Apotheken kaufen. In der Natur kommt es als ein Pflanzenfarbstoff vor, der Trauben vor Ultraviolett schützt. Maximal ein Viertel Rotwein täglich genügt, um dem Körper eine ausreichende Menge von Resveratrol zuzuführen. Von diesem Wundermittel gegen das Altern kann noch viel erhofft werden. In Frankreich, wo regelmäßig Rotwein getrunken wird, fand man, dass die Herzinfarkthäufigkeit 40 % unter der anderer europäischer Länder liegt. Resveratrol ist auch ein *Radikalfänger,* soll krebsvorbeugend sein und erniedrigt das schlechte Cholesterin. Allerdings muss beachtet werden, dass Alkoholmengen, die gewisse Grenzen überschreiten, gesundheitlich schädlich sind. Deshalb wurde ja auch ein alkoholfreies Resveratrol-Medikament entwickelt. Es bewirkt, dass die Entropie nicht zu stark steigt.

In den USA gibt es den Spruch „An apple a day keeps the doctor away". Ein Apfel enthält neben Vitaminen, Mineralstoffen und Spurenelementen rund 300 bioaktive Substanzen. Sein *Pektin,* ein Ballaststoff, regelt nicht nur die Verdauung, sondern senkt auch hohen Cholesterinspiegel. Birnen entwässern den Körper, und Bananen liefern Kalium und das *Muskelkrämpfe* dämmende Magnesium. Linsen liefern stressregulierendes Eisen und Folsäure, die den Serotoninspiegel beeinflusst. Schokolade enthält Theobromin (eine schwache Abart des Coffeins), welches dem Serotonin positive Signale gibt. Auch Bananen, Ananas und Papaya wirken in ähnlicher Weise.

Für die Vitaminversorgung des Körpers genügt allerdings der Apfel allein nicht. Vitamine sind ja Substanzen,
die der Körper nicht selbst erzeugen kann. Dass Vitamine
vom Körper gebraucht werden, haben schon vor Jahrhunderten Seeleute erkannt. Bei der damals an C-Vitamin armen
Ernährung auf den Schiffen trat die Krankheit *Skorbut* auf.
Als man erkannte, dass diese Krankheit auf einem Mangel an
C-Vitamin beruhte, konnte man sie durch C-Vitamingaben
vermeiden.

Es soll nun eine kurze Übersicht über die heute bekannten Vitamine und Mineralstoffe gegeben werden (ELMADFA,
FRIESENWINKEL).

Vitamin A (Retinol) ist für das *Immunsystem*, für die
Knochen, für das Wachstum und für gutes Sehen in der
Nacht notwendig. Es kommt in Leber, Fischen, Butter, Karotten und Käse sowie insbesondere in dem von Kindern
meist nicht sehr geschätzten *Lebertran* vor. Vitamin A gehört
zu den *Radikalfängern*. Eine Vorstufe (Pro-Vitamin A, Be-
takarotin) findet sich im Spinat, in Kohlgemüse und in der
Petersilie.

Vitamin B besteht aus einer ganzen Gruppe wertvol-
ler Substanzen. Man unterscheidet das nerven- und muske-
lernährende B1 (Thiamin). Es kommt in Getreidearten, Sonnenblumenkernen und in fast allen Fleischarten vor. B2 (Ri-
boflavin), auch als Vitamin G bezeichnet, ist wichtig für die
Energiegewinnung aus Kohlehydraten und Aminosäuren. Es
ist in Milch, Fleisch, Leber, Fischen, Eiern und Vollkornbrot
enthalten. Niacin wird als Vitamin B3 bezeichnet. Es ist
wichtig für das Wachstum, die Nerven sowie für die DNA-
Reparatur und die Verdauung. Es ist das einzige Vitamin,

das der Körper aus einer Aminosäure (Tryptophan) selbst erzeugen kann. Tryptophan ist ein in der Milch enthaltenes natürliches *Schlafmittel*. Es ist der Stoff in der Muttermilch, der die Babys stillt und nach der Fütterung einschlafen lässt. Fleisch, Fisch, Leber, Mais, Erbsen und Erdnüsse liefern es. Als B6 bezeichnet man das Pyrodoxin, das für den Aminosäurestoffwechsel wichtig ist. Es findet sich in Fischen, Fleisch, aber auch in Getreide, Kartoffeln, Bananen und Kohlarten. Frauen, die die Antibabypille nehmen, benötigen eine höhere B6-Dosis. Für die Bekämpfung der Blutarmut ist das B12 (Cobalanin) unentbehrlich. Erfreulicherweise ist es in allen tierischen Lebensmitteln enthalten. Auch das Vitamin H und die Pantothensäure gehören zur Gruppe der B-Vitamine.

Vitamin C (Ascorbinsäure) hat den Skorbut besiegt. Es ist wasserlöslich und kann im Körper nicht gespeichert werden. Überschüsse werden ausgeschieden. Das Vitamin ist gegen Hitze und Sauerstoff empfindlich. Man findet es in Zitrusfrüchten, Sanddorn und Paprika. Auch Kartoffeln und Kohl enthalten es. Es wirkt auch als *Radikalfänger*.

Vitamin D (Calciferol) ist für die Knochen unentbehrlich. Es wird durch Ultraviolett voll der Sonne in der Haut gebildet. Lebertran und Fischarten sind zusätzliche Lieferanten. Es gehört wie die Vitamine A, E und K zu den fettlöslichen und daher im Körper speicherbaren Vitaminen. Eine Überdosierung kann zu gesundheitlichen Schäden führen.

Vitamin E (Tokopherol) ist ebenfalls ein *Radikalfänger*. Für die Erhaltung der menschlichen Fruchtbarkeit, für das Nervensystem und die Muskulatur ist es unentbehrlich. Man findet es in den meisten Fetten und Ölen, vor allem im Weizenkeimöl, in Mais und in der Sojabohne. Sonnenblumenkerne, Mandeln und Nüsse sind weitere Lieferanten. Da es durch Licht zerstört wird, werden von guten Firmen Pflanzenöle in dunklen Behältern geliefert.

Folsäure ist wichtig für die Blutbildung und den Stoffwechsel. Da sie lichtempfindlich ist, treten bei der Lebensmittelbehandlung große Verluste auf. Wissenschaftler sind daher der Meinung, dass in Europa Folsäuremangel herrscht. Eier, Leber, Spinat und Orangen sind ebenso Lieferanten wie Soja, Erbsen, Linsen, Bohnen, Bierhefe, rote Rüben oder Fenchel. Folsäure beeinflusst auch den Serotoninspiegel.

Vitamin H (Biotip, Hautvitamin) gehört auch zur Gruppe der B-Vitamine. Es wird manchmal als das Wachstumsvitamin bezeichnet. Ein Mangel an Vitamin H führt zu Depressionen, Muskelschmerzen und Müdigkeit, insbesondere bei rasch wachsenden Jugendlichen. Leber, Bierhefe und manche Pilze sind ebenso wie Spinat und Hülsenfrüchte gute Lieferanten.

Vitamin K (Phylochinon) hilft den Blutplättchen bei der Blutgerinnung anlässlich von Verletzungen. Salat, Spinat, Grünkohl und Tomaten sind Lieferanten neben Fleisch und Milchprodukten. Sauerkraut ist auch ein guter Lieferant.

Pantothensäure gehört auch zur B-Vitamin-Gruppe (B5). Eigentlich sollte man von einem Enzym sprechen. Unter einem Enzym versteht man ein Protein, das biochemische Reaktionen steuert, vgl. Abschnitt 3.4. Früher wurde das B5 auch als das Haut-Vitamin, Schlankheitsvitamin oder F-Vitamin bezeichnet. Es kann überzähliges Fett abbauen und den Haarwuchs fördern. Es kommt in sehr vielen Nahrungsmitteln vor: Leber, Pilzen, Erdnüssen, Sonnenblumenkernen.

Zu einer ausgewogenen Ernährung gehören auch *Mineralstoffe*. Die chemischen Elemente, die alle Menschen enthalten, sind in Abschnitt 1.3 in Formel (1.2) angeführt. Verluste durch Ausscheidungen, Krankheiten, Schwitzen müssen laufend durch Trinken und Essen ersetzt werden. Geschieht dies nicht, so kommt der Körper aus dem natürlichen Gleichgewicht, Schäden und Krankheiten würden auftreten.

Die chemischen Elemente, die sich im Menschen nach Formel (1.2) finden, kann man in drei Klassen einteilen:

1. Immer vorhandene Grundelemente, das sind nach Formel (1.2) Wasserstoff (H), Sauerstoff (O), Kohlenstoff (C), Stickstoff (N) und Phosphor (P), die die DNA und die Proteine aufbauen. Ferner gehören zu den Grundelementen Calcium (Ca), die beiden Elektrolyte Natrium (Na) und Kalium (K) sowie das Element Chlor (Cl), Magnesium (Mg), Silizium (Si), Eisen (Fe) und Zink (Zn).

2. Spurenelemente, die nur in geringen Mengen vorkommen: Hierzu gehören alle Elemente ab Kupfer (Cu) in (1.2), also Jod (J), Mangan (Mn), Fluor (F), Chrom (Cr), Selen (Se), Molybdän (Mo) und Cobalt (Co).

3. Seltene Elemente, die nicht in jedem Menschen vorkommen. Sie sind daher nicht in der Formel (1.2) enthalten. Es sind die Elemente Bor (B), Germanium (Ge), Nickel (Ni), Vanadium (V) sowie die zur Gruppe der *Elektrolyten* (positive Ionen bildend) gehörenden Elemente Lithium (Li) und Cäsium (Cs).

Als *Mineralstoffe* werden Elemente bezeichnet, die im

Körper in einer höheren Konzentration als 50 mg pro kg
Körpergewicht vorkommen. Wenn die Konzentration eines
Elementes geringer ist als 50 mg/kg, so spricht man von
Spurenelementen.

Welche Nahrungsmittel enthalten nun die notwendigen
Elemente? Die Elemente Wasserstoff, Sauerstoff, Kohlenstoff, Stickstoff, Schwefel und Phosphor sind überall in der
lebenden Materie und damit in allen Lebensmitteln in aus-
reichender Menge enthalten. Ein Sonderfall sind die Elemente Natrium und Chlor, aus denen das Kochsalz besteht. Wegen der Gefahr eines hohen Blutdruckes sollte die täglich
aufgenommene Kochsalz-(Meersalz-)Menge ca 5 g nicht überschreiten.

Welche Nahrungsmittel liefern nun alle benötigten Elemente?

Algen:	ungesättigte Fettsäuren, Vitamine A, B12
Ananas:	Eisen, Mangan, Enzym, Radikalfänger
Äpfel:	Magnesium, Kalium
Austern:	Zink, Magnesium, Kalium, Calcium, Selen, Jod, Kupfer
Avocados:	Kalium, Eisen, Kupfer, Mangan
Bananen:	Kalium, Molybdän, Magnesium
Beeren:	Calcium, Magnesium, Mangan, Silizium (Rosinen), Radikalfänger
Birnen:	Jod, (Meersalz), (wirken entwässernd)
Bohnen:	Magnesium, Saponine (Cholesterin sen- kend), Radikalfänger
Brennessel:	Chrom u.a.
Brokkoli:	Kupfer, Selen (Immunität steigernd)

Dinkel:	Magnesium, Eiweiß, Mineralstoffe
Eier:	Eisen, Molybdän, Zink, Cobalt, Chrom
Erbsen:	Molybdän, Zink, Nickel, Natrium
Erdnüsse:	Molybdän u.a.
Feigen:	Calcium, Kupfer
Fenchel:	Mangan, Zink
Fische:	Magnesium, Kalium, Eisen, Jod, Molybdän, Selen, Zink, Calcium, Natrium
Fleisch:	Magnesium, Eisen, Cobalt, Phosphor, Kalium, Zink, Fluor, Calcium
Geflügel, Huhn:	Selen, Fluor, Chrom, Kalium, Phosphor
Gemüse:	Calcium, Kalium, Kupfer, Zink, Silizium, Molybdän, Eisen
Getreidekörner:	Bor, Magnesium, Chrom, Natrium
Ginseng:	Mangan, Selen, Germanium
Grapefruit:	Bor, Kalium u.a., Bitterstoffe
grüner Tee:	Fluor, Selen
Hafer:	Eisen, Magnesium, Kalium
Hagebutte:	Zink, Calcium, Magnesium, Mangan
Hirse:	Eisen, Magnesium
Käse:	Chrom, Molybdän, Calcium, Phosphor, Zink
Karotten:	Chrom, Bor
Kartoffeln:	Magnesium, Chrom

Knoblauch:	Magnesium, Kalium, Jod, Kupfer, Selen, Germanium
Kohl:	Kalium, Calcium, Magnesium, Phosphor, Mangan
Kürbiskerne:	Magnesium, antioxydative Carotinoide
Lachs:	Calcium, Kupfer, Germanium, Cobalt, Omega-3-Fettsäuren
Lauch:	Calcium, Kalium, Magnesium, Phosphor
Leber:	Eisen, Kupfer, Zink, Cobalt
Leinsamen:	Kalium, Calcium, Eisen, Omega-3-Fettsäuren
Linsen:	Chrom, Eisen, Molybdän, Nickel, Folsäure
Meeresfrüchte:	Jod, Magnesium, Kalium
Milchprodukte:	Molybdän, Calcium, Cobalt, Chrom, Phosphor, (stoppen Hunger auf süß)
Nüsse:	Kupfer, Mangan, Bor, Magnesium, Zink
Olivenöl:	Natrium
Orangen:	Kupfer, Vanadium u.a.
Paprika:	Calcium, Magnesium
Petersilie:	Eisen, Mangan, Selen, Zink, Calcium, Cäsium, Phosphor, Folsäure, Magnesium
Pfeffer:	verstärkt die Wirkung von Curcuma und regt die Endorphinbildung an
Pilze:	Chrom, Jod, Kupfer, Mangan, Cäsium

Quitten:	Eisen, Phosphor, Calcium, Vitamin C (senken Cholesterin)
rote Rüben:	Kalium, Eisen, Magnesium
Sardinen:	Fluor (Karies!), Zink
Sauerkraut:	Germanium u.v.a.
Schokolade :	(> 70 % Cacao) Polyphenole (blutdrucksenkend)
Sellerie:	Schwefel, Phosphor, Germanium u.a.
Soja:	Calcium, Mangesium, Eisen, Jod, Selen, Silizium, Zink, Kalium, Phosphor
Sonnenblumenkerne:	Zink, Vanadium, Molybdän, Magnesium
Spargel:	Jod, Eisen, Natrium, Radikalfänger
Spinat:	Jod, Eisen, Magnesium, Kalium, Zink, Calcium, Mangan, auch Radikalfänger
Wasser:	Fluor; Meerwasser: Jod
Weizenkleie:	Kalium, Lecitin
Wildreis:	Silizium, Magnesium, Kalium, Selen
Zwiebeln:	Magnesium, Selen, Germanium, Quercetin (antibakteriell,Krebs vorbeugend)

Schließlich wären noch zwei besondere Elemente zu erwähnen: Lithium (Li) und Cäsium (Cs). Lithiumverbindungen kommen in manchen Mineralwässern vor. Sie werden als Medikament zur Bekämpfung von Depressionen verwendet. Im Allgemeinen kommt Lithium im menschlichen Körper nicht vor.

Einen besonderen Fall stellt das Element Cäsium dar. Der nach dem Leninorden gierige Betriebsleiter des Kernkraftwerkes *Tschernobyl* hatte im April 1986 einen von Moskau nicht genehmigten Versuch selbstherrlich durchgeführt. Er wollte beweisen, dass nichts passieren würde, wenn die Steuerungsstäbe kurzzeitig herausgezogen würden. Ergebnis dieser riskanten Unternehmung war eine sich bis nach Mitteleuropa erstreckende Verseuchung mit der radioaktiven Abart (Isotop) Cäsium 137, das sonst in der Natur nicht vorkommt. Das Cs 137 hat eine *Halbwertszeit* von 30 Jahren. Nach 30 Jahren ist somit durch den radioaktiven Zerfall die Hälfte der jeweilig vorhandenen Cs 137 Menge noch immer vorhanden. Manche Pilze haben die Eigenschaft, das chemische Element Cäsium in allen seinen Arten zu speichern. So findet man noch heute Spuren davon in heimischen Pilzen. Die Strahlung, die von ihnen ausgeht, ist jedoch sehr gering und gesundheitlich vernachlässigbar. Schließlich muss man auch bedenken, dass ein chemischer Verwandter des Cäsiums, das Kalium, ebenfalls eine radioaktive Abart, das Kalium 40, besitzt. Dieses radioaktive Element (Halbwertszeit eine Milliarde Jahre) ist überall in der Natur zu finden, wo Kalium vorkommt: im Meer, in der Nahrung, im Menschen. Dadurch erhält man beim Baden im Meer radioaktive Strahlung und die Eigenstrahlung des menschlichen Körpers von K, C etc beträgt im Jahr 35 *Strahlungseinheiten* (mrem). Durch *Geschlechtsverkehr* bekommt man je nach sexueller Aktivität 1 – 5 Strahlungseinheiten pro Jahr. Ist der Partner

Raucher, so erhält man wegen des radioaktiven Poloniums im Tabak noch etwas mehr Körperstrahlung. Ein *Astronaut,* der in 300 km Höhe eine Woche im Weltall bleibt, erhält von der kosmischen Höhenstrahlung mehr als auf der Erde, etwa 200 Strahlungseinheiten, etwas mehr als Menschen auf der Erde im Durchschnitt durch Röntgenuntersuchungen.

Schon PARACELSUS hat vermutet, dass geringe Dosen schädlicher Agenzien positive Wirkungen auf den Organismus haben können *(Hormesis).* Von Medikamenten, die beispielsweise auf Digitalis oder auf Echinacea beruhen, sind solche Wirkungen bekannt: Herzschwäche, Wirkung auf das Immunsystem. Eine Strahlenhormesis ist umstritten. So gibt es einerseits die Radiobalneologie, das Baden in leicht radioaktivem Wasser, oder das Einatmen des radioaktiven Gases Radon in *Bad Gastein.* Es gibt Anhänger und Befürworter dieser medizinischen Therapiemethode. Versuche bei Pflanzen sollen ergeben haben, dass durch schwache radioaktive Bestrahlung ihr Wachstum gefördert wird.

Auch das *Atmen,* die Versorgung des Körpers mit Sauerstoff, gehört in gewissem Sinne zur Ernährung. Etwa 200 – 300 Milliliter Sauerstoff pro Minute benötigt der Körper. Durch die roten Blutkörperchen im Blutkreislauf wird der Sauerstoff zu den Zellen transportiert. Dort wird der Sauerstoff zur „Verbrennung" der Glucose verwendet. Da Sauerstoff vom Körper nur über die Lunge aufgenommen wird, kann mit Sauerstoff angereichertes Wasser die Sauerstoffzufuhr nicht erhöhen. Bei Sauerstoffmangel des Körpers, z.B. in der Höhe der Berge, wird der Körper zur vermehrten Blutkörperchenbildung angeregt. Bei dieser inneren Arbeitsleistung wird natürlich auch der Entropieumsatz betroffen.

Je besser die Sauerstoffaufnahme der Zellen ist, umso besser ist die Zellfunktion. Die Zellatmung lässt sich mit gezielten *Atemübungen* (z.B. Armbewegungen) anregen. Auch die Neubildung von Atemenzymen wird dadurch angeregt. Im Alter verändern sich die Atemgewohnheiten – das Atmen wird flacher, auch als Folge von sitzender Tätigkeit und Bewegungsmangel. Bewusstes Atmen durch die Nase und Betätigung der Bauchatmung sind empfohlene Hilfen.

In der ersten Hälfte des vorigen Jahrhunderts lebte in Wien ein Original, das sich WALULISO (WASSER-LUFT-LICHT-SONNE) nannte. Er wallte in weißem hemdartigen Gewand mit einem Lorbeerkranz am Kopf und einem langen, einem Bischofsstab ähnlichen Stock durch Wien und predigte seine Lehre von Wasser, Luft, Licht und Sonne als die wesentlichen Nahrungsmittel für den Menschen. Er befürwortete die heute allgemein von Ärzten erhobene Empfehlung, täglich 1,5 – 2 Liter *Wasser* zu trinken. Vielleicht kannte er aber auch den alten Ausspruch:

„Das Prinzip aller Dinge ist Wasser, denn Wasser ist alles und ins Wasser kehrt alles zurück" (Thales von Milet, 624 – 521 v.Chr.).

Sonnenlicht sah er ebenfalls als Nahrungsmittel an, wobei ihm vielleicht gar nicht bewusst war, dass ein Lichteinfall auf die Haut verschiedene positive und auch negative Wirkungen erzielen kann (*Vitamin D*-Produktion, aber auch *Hautkrebs*).

8.2 Krebs

Die Krebserkrankung ist heute in den Industrieländern die Todesursache Nummer 2. In der Europäischen Union sterben 1,2 Millionen Personen an Herz-Kreislaufkrankheiten und 977.000 jährlich an Krebs. Dadurch, dass die Menschen in der heutigen Zeit viel älter werden als früher, kommen immer mehr Menschen in ein Alter, in dem eine Krebserkrankung häufiger wird. Man altert in den Alterskrebs hinein.

Die allgemein bekannten Methoden der Krebstherapie wie Operation, Bestrahlung und Chemotherapie sollen hier nicht besprochen werden. Neue chemische und physikalische Methoden sollen im Vordergrund stehen. Zunächst soll der Einfluss der Ernährung auf die Krebserkrankung besprochen werden.

An dieser Krankheit stirbt ja etwa jeder dritte Mensch (BÉLIVEAU). Da die weltweite *Krebshäufigkeit* variiert, kann man annehmen, dass das Risiko, an Krebs zu erkranken, durch örtliche Ernährungsgewohnheiten beeinflusst wird. In Afrika, dem Nahen Osten und in Indien ist die Krebsanfälligkeit geringer als in der restlichen Welt.

Die Ursachen von Krebs sind mannigfaltig: Vererbung, *Mutationen*, Rauchen, schlechte Ernährungsgewohnheiten, radioaktive Strahlung, carcinogene (kresberzeugende) chemische Stoffe, freie Radikale, berufliche Risken, UV-Strahlung, Umweltverschmutzung, Drogen, Übergewicht, Bewegungsmangel, Alkohol, Infektion durch Viren u.a. Oft sind jedoch die Zellschädigungen nicht so groß, dass die Zelle krebsig entartet (*latenter Krebs*). Erfreulicherweise gibt es nun Nahrungsmittel, die latente Krebszellen in einem Schlaf-

zustand halten und damit das Aufblühen des Krebses hint-
anhalten können. Es gibt aber in der Nahrung auch Stoffe,
die die Blutzufuhr zu wachsenden Krebszellen verhindern
und so den Krebs „aushungern". Schon im Laborversuch an
einzelnen isolierten Zellen konnte gezeigt werden, dass eine Hemmung des Zellenwachstums durch gewisse Nahrungsmittel erzielt werden kann. Knoblauch, *grüner Tee*, gewisse
Kohlgemüse, Zwiebeln sowie rote Rüben, ferner Äpfel, Getreide, Zitrusfrüchte, Mango und Beeren, scheinen sehr gute
Hemmwirkung auf krebsige (latente) Zellen zu haben. Manche dieser Stoffe können in ihrer Wirkung noch verstärkt
werden. So wird z.b. grüner Tee durch einige Tropfen Zi-
tronensaft wirksamer, da dieser wertvolle Inhaltsstoffe des
Tees vor der Magensäure etwas schützt. Diese und andere
Effekte wurden von zwei kanadischen Forschern 2005 eingehend untersucht. Weitere Wirkungen kann man von Tomaten und Kartoffeln so wie von den Ballaststoffen (z.B.
Kleie, Fenchel, Knäckebrot, Heidelbeeren, Karfiol, Brokkoli)
erwarten. Möglicherweise haben schon die Ägypter von der
heilsamen Wirkung von *Zwiebeln* und *Knoblauch* gewusst.
Anläßlich eines Vortrages in Kairo hat man dem Verfasser
eine diesbezügliche Geschichte erzählt. Man habe im Bauch
eines Alligators die Briefträgertasche eines pharaonischen
Boten gefunden. Darin wäre ein Brief des Pyramidenbau-
meisters an den Pharao gewesen. Der Baumeister forderte
dringend die Lieferung von Zwiebeln und Knoblauch an, da
sonst die jüdischen Sklaven noch kränker würden. Auch soll
die westliche Medizin gefunden haben, dass nach Fleischge-
nuss sich weiße Blutkörperchen (Leukozyten) auf das fremde
Eiweiß stürzen. Diese Leukozytosen können dadurch vermie-

den werden, dass man viel Zwiebeln zum Fleisch isst. – Aber auch Physiker beschäftigen sich mit der Frage der Krebserkrankung. Abgesehen von den Mutationen wurden noch andere Möglichkeiten diskutiert. So könnte eine krebsige Entartung einer Körperzelle nach einer Theorie von FRÖHLICH durch Resonanzfrequenzen im interzellularen Informationsaustausch entstehen. Auch die von GURWITSCH 1922 entdeckten *Biophotogen* wurden als mögliche Krebsursache in Betracht gezogen. Diese sehr schwache Strahlung tritt nämlich bei der Zellteilung auf. Ob sie eine Folge der Zellteilung ist oder ob sie die Zellteilung anregt, scheint bisher noch nicht geklärt zu sein.

Wesentlicher als physikalische Vermutungen über Krebsentstehung sind jedoch die neuen Hilfsmittel, welche die Physik zur Verfügung stellt (SIEMENS, PARSEGIAN). Hierbei handelt es sich einerseits um neue Diagnosemethoden, aber auch um neue Therapieansätze. Die neuen Methoden können allerdings nicht nur für Krebs, sondern auch für Diabetes, Augenkrankheiten u.a. sowie für die *Telemedizin* (Diagnose und Therapie aus der Entfernung) eingesetzt werden.

Es ist nun notwendig, zunächst einige der neuen physikalischen Untersuchungsmethoden zu besprechen.

Bei einer normalen Röntgenaufnahme wird ein Teil des Körpervolumens auf eine Fläche projiziert. Die entstehenden *Röntgenbilder* sind Negative, d.h. eine dunkle Stelle erscheint hell. Es ist aber nicht möglich zu unterscheiden, ob an einer bestimmten hellen Stelle eine dünne Materialschicht höherer Dichte oder eine dickere Schicht geringerer Dichte abgebildet wurde. Mittels des *Computertomographen* ist es jedoch möglich, echte dreidimensionale Bilder des

Körperinneren zu erhalten. Zu diesem Zweck werden aus
verschiedenen Richtungen schmale Röntgenstrahlen durch
den Körper geschickt. Die aus allen Richtungen gesammelten „Lichtpunkte" werden dann mit Hilfe eines speziellen
mathematischen Verfahrens, das vom Wiener Mathematiker RADON ersonnen wurde (RADON-*Transformation*), zu
einem dreidimensionalen Röntgenbild zusammengesetzt und
photographiert (Computertomogramm). Die Strahlenbelastung durch die Computertomographie ist bis zu 1000 mal
größer als bei einer normalen Röntgenaufnahme. Die Belastung liegt jedoch noch immer im Rahmen der dem Patienten
fallweise zumutbaren Belastung. Da jedoch eine andere Methode außerdem schärfere Bilder liefert, ist sie vorzuziehen,
obwohl sie sehr teuer ist. Bei der neuen Methode handelt es
sich um die Magnetresonanztomographie.

Die *Magnetresonanztomographie* (MRT, MRI = Magne-
tic Resonance Imaging, Kernspintomographie) beruht darauf, dass *Protonen* um ihre eigene Achse rotieren und hierbei ein magnetisches Moment (*Spin*) erhalten. In gewissem
Sinn kann der nur in der Quantentheorie beschreibbare Spin
als eine Art *magnetischer Kreisel* angesehen werden. Wenn
ein solcher magnetischer Kreisel in ein von außen erzeug-
tes sich zeitlich nicht änderndes (statisches) Magnetfeld gebracht wird, so beginnt er infolge magnetischer Kräfte eine sogenannte *Präzessionsbewegung*: die Rotationsachse des
Kreisels beginnt, sich um die Richtung des angelegten Magnetfeldes zu drehen. Solche Präzessionsbewegungen wurden
bei mechanischen Kreiseln beobachtet und berechnet.

Der Effekt ist völlig analog der Kreiselbewegung der Erdachse, die durch Gravitationskräfte der Sonne (und des Mon-

des) hervorgerufen wird. Da sich die Erde um die Erdachse dreht und nicht eine exakte Kugel ist, erfährt sie (wie ein Proton im Magnetfeld) ein durch die klassische Physik erklärbares zusätzliches Drehmoment durch die Gravitationskräfte der Sonne. Dies hat zur Folge, dass die Erde während eines Umlaufs um die Sonne (1 Jahr) nicht nur um ihre Achse rotiert (1 Tag), sondern dass die Erdachse selbst eine periodische Schwankung ausführt. Aus dieser Schwankung kann man die Dichteverteilung der Erdmaterie bestimmen. Diese Rotation der Erdachse um eine von den Gravitationskräften von Sonne (und Mond) vorgegebene Richtung hat eine Dauer von 26.000 Jahren. Diese Dauer heißt *platonisches Jahr*. Diese Veränderung der Erdachse hat aber auch zur Folge, dass sie im Laufe der Jahrtausende durch die Sternbilder wandert. Wurden dem im Sternbild z.B. des Krebses Geborenen gewisse Charaktereigenschaften und Lebensschicksale von der *Astrologie* seinerzeit zugeordnet, so stimmt dies heute nicht mehr. Das platonische Jahr stellt somit ein weiteres Argument gegen die Voraussagen der Astrologie dar.

Zurück zur erwähnten magnetischen Präzessionsbewegung. Legt man ein zum ersten rechtwinkelig orientiertes zweites Magnetfeld an, so stellt sich eine andere Präzessionsbewegung der Protonen ein. Da jedoch dieses zweite Magnetfeld hochfrequent, also nicht statisch ist, wird die Präzessionsbewegung der Protonen ebenfalls schwingend werden. Die Schwingungsfrequenz ν hängt von der Stärke des ersten statischen Magnetfeldes ab und beträgt für Protonen bei den heute in Gebrauch stehenden MRT-Geräten 42,58 MHz. Das ist aber nach Tabelle 3 von Abschnitt 2.3 gerade noch im Bereich der medizinisch harmlosen Kurzwellen des Radios. Durch geeignete Wahl der Feldstärke des statischen Feldes und der Frequenz ν des hochfrequenten Feldes kann man alle ein magnetisches Moment besitzenden Atomkerne zu analogen Schwingungen bringen. Durch Spulen kann man die erzeugten Kurzwellen aufnehmen und mit Hilfe der Rechenmethoden der Computertomographie in ein scharfes dreidimensionales Bild verwandeln, ohne dass der Patient durch Strahlung hoher Frequenz belastet wird. Der einzige Nachteil der Magnetresonanzdiagnostik ist der sehr hohe Preis der komplizierten Geräte. Weiterentwicklungen der MRT sind die funktionelle Magnetresonanztomographie (fMRT, fMRI) oder die Diffusionsbildgebung (mMBT) oder mit eingespritztem Kontrastmittel (DTI, DT-MMRI, DCE-MRI). Bei neuesten MRI-Geräten ist das statische Magnetfeld 235.000 mal stärker als das Magnetfeld der Erde. Derart starke Magnetfelder können harmlose Leuchterscheinungen in den Augen hervorrufen (*Magnetosphene*).

Mit sehr energiereichen Röntgenstrahlen arbeitet hingegen der *Positronen-Emissions-Tomograph* (PET), der auch gleichzeitig mit einem MRT kombiniert werden kann. Neben den negativ geladenen Elektronen gibt es gleichschwere „Elektronen", die eine positive elektrische Ladung tragen. Diese Teilchen heißen *Positronen*. Sie kommen in der Natur sehr selten einzeln vor. Unter Verwendung großer Apparaturen, sogenannter *Zyklotrons*, ist es aber möglich, Atomkerne künstlich so radioaktiv zu machen, dass sie Positronen ausstrahlen. In der PET-Praxis werden folgende *radioaktive Marker* (*Radiopharmaka*) verwendet (siehe Tabelle 7):

Atom-kern	Halb-wertszeit	eingebaut in	geeignet für
^{18}F	112 Minuten	Glucose	Krebs, Knochen
		Uracil	Krebs, Knochen
		Thymidin	Krebs, Knochen
^{68}Ga	70 Minuten	div. Verbindungen	Tumore, Krebs
^{11}C	20 Minuten	Acelat	Herz, Alzheimer
^{13}N	10 Minuten	Glutamin	Stoffwechsel, Herzdurchblutung
^{15}O	2 Minuten	Wasser	Kreislauf, Lunge

Tab. 7. Radiopharmaka für PET

Die links hochgestellte Ziffer beim Element bezeichnet die betreffende radioaktive Abart des Elements. Diese Ziffer darf nicht mit der Ordnungszahl Z verwechselt werden. Treffen die Positronen, die von den radioaktiven Markern ausgesandt werden, auf eines der zahlreich im Körper vorhandenen Elektronen, dann vernichten sich beide Teilchen in einem energiereichen Strahlungsblitz mit zwei Lichtteilchen (*Photonen*). Die Massen des Elektrons und des Positrons verschwinden vollkommen („vernichtet"), und sie wird nach Formel (1.2) in Abschnitt 1.2 restlos in die Strahlungsenergie der zwei Photonen verwandelt. Da ein Elektron $9,108 \cdot 10^{-31}$ kg wiegt, ist für m in (1.2) die gesamte Masse beider Teilchen, also $18,216 \cdot 10^{-31}$ kg einzusetzen. Die sich nach (1.2) ergebende Strahlungsenergie E (*Vernichtungsstrahlung*) beträgt nach Tabelle 4 bei genauer Nachrechnung $mc^2 = 1,637 \cdot 10^{-13}$ Joule. Das bedeutet, dass die so entstehende Gammastrahlung sehr energiereich ist und eine Wellenlänge von $0,02427$ Å hat, vgl. Tabelle 4 in Abschnitt 2.2. Die beiden Photonen werden in genau entgegengesetzter Richtung aus-

gestrahlt. Der Energiesatz und der Impulssatz werden bei
diesem Zerstrahlungsprozess exakt erfüllt.

Der große VORTEIL der PET-Methode lieg darin, dass
bei geeigneter Wahl des in die Blutbahn des Patienten einge-
spritzten Radiopharmakons genau jene Körperstellen sichtbar gemacht werden können, die erkrankt sind. Spritzt man
z.b. eine radioaktive Fluorverbindung ein, so erhält man Bilder aus jenen Körperteilen, in denen Fluor schon von Natur
aus eingelagert ist: Knochen, Zähne. Von dort erhält man
dann durch die Vernichtungsstrahlung extrem scharfe Bilder. Keine andere Methode kann so scharfe dreidimensionale Bilder des Körperinneren erzeugen. Außerdem kann PET
auch Filmbilder liefern, so dass z.b. Herzmuskelbewegungen
gesehen werden können.

Der große NACHTEIL der Methode ist einerseits der
extrem hohe Preis der Apparatur mit dem Zyklotron, vor
allem aber die extrem starke Strahlenbelastung des Patienten. Bei den derart hohen Bestrahlungsdosen muss ja damit gerechnet werden, dass der Patient 20 oder 30 Jahre
nach der Untersuchung an einem durch die Strahlenbelastung hervorgerufenen Krebs erkrankt. Der diagnostizieren-
de Facharzt muss daher verantwortungsbewusst auch mit
Hinblick auf das Patientenalter Vor- und Nachteile einer
PET-Untersuchung abwägen. Es hängt ja auch stark vom
untersuchten Organ ab, ob die Gefahr einer Strahlenschädi-
gung des Patienten besteht – die Skala reicht von Null bis
zu 30% Wahrscheinlichkeit einer späteren Schädigung.

Eine spezielle vorwiegend für Gehirnuntersuchungen ver-
wendete PET-Methode ist die Single Photon Emission Computer Tomographie SPECT. Diese ist wesentlich billiger und

auch schonender als die PET-Methode, da nur ein einzelnes und schwächeres Photon verwendet wird. Die Verwendung der Vernichtungsstrahlung und die Erzeugung von Positronen strahlender *Radiopharmaka* mittels eines Zyklotrons wird durch SPECT vermieden. Man verwendet einen weiche Gammastrahlung aussendenden *Radiomarker*, meist eine radioaktive Abart ^{99}Tc des Elements *Technetium*. Dieses Element hat die Ordnungszahl $Z = 43$. Das ^{99}Tc hat eine Halbwertszeit von 360 Minuten und die von ihm emittierten Photonen sind wenig energiereich. Auch der Gammastrahler ^{133}Xe (Xenon, Ordnungszahl $Z = 54$) mit einer Halbwertszeit von 316 Minuten steht viel in Verwendung.

Während bei der PET-Methode die Bildaufzeichnung mittels sogenannter szintillierender Kristalle erfolgen muss, kann man bei SPECT einfache Gammastrahlkameras zur Aufzeichnung der Bilder verwenden.

Auch in einer anderen Weise kann die Physik bei Diagnose und Therapie verschiedener Krankheiten Hilfe bieten. Eine neue Methode ist die *Nanotechnik*. Nano ist die Abkürzung für 10^{-9}. Daher versteht man unter einem Nanometer nm $= 10^{-9}$ m. Nach üblicher, etwas differierender Definition umfasst die Nanotechnik den Größenbereich von 1 - 100 nm. Moleküle sind etwa 1 nm groß, vgl. Tabelle 2 in Abschnitt 1.2. Nanopartikel sind große Moleküle, z.B. aus Sechserringen bestehende Kohlenstoffröhren. Im Inneren von Nanopartikeln können chemische Substanzen transportiert und dem Körper injiziert werden. Eisenoxydhältige Nanopartikel sind in der Lage, Krebs-*Metastasen* zu lokalisieren. Solche eisenhältige Nanopartikel bestehen aus einem *Mehrfachzucker* (Stärke) und enthalten innen einen 10 nm großen Eisenkern.

Diese wieder können durch verschiedene physikalische Methoden lokalisiert werden. Auch Chemotherapeutika können im Inneren von Nanopartikeln in den Körper eingebracht werden. In einem gesunden Lymphknoten werden allfällige Fremdkörper von den Fresszellen entfernt. Magnetische Nanopartikel werden jedoch in Metastasen nicht aufgenommen. Im Rahmen von MRI-Untersuchungen ist es nun möglich, eingefärbte Bilder, z.b. rot oder grün, je nach der Menge der magnetischen Nanopartikel zu erzeugen. Damit kann der Arzt auf einen Blick erkennen, wo im Körper sich Metastasen befinden (Verfahren der Nanopartikel-Bildgebung). Mit dieser Technik können auch Ablagerungen in Adern (*Plaques*) aufgefunden werden. Magnetische Nanopartikel lagern sich nämlich an entzündlichen Plaques an. Durch Diagnoseverfahren und durch nachfolgende Therapie könnten Herzinfarkt oder Schlaganfälle vermieden werden. Interessant ist auch die Möglichkeit, durch starke induzierte Magnetfelder Tumore mit Hilfe angelagerten Nanopartikel zu „verkochen".

Es soll aber nicht verschwiegen werden, dass allfällige gesundheitliche Risken der Nanotechnik noch nicht ausreichend untersucht wurden. Für die Zukunft der Krebstherapie sieht man drei kombinierte Möglichkeiten voraus:

1. Labortests von Blut und dem Körper entnommenen Proben: *Biopsie*

2. Bildgebungsverfahren wie MRI, PET, auch kombiniert,

3. Diagnose und Therapie (Chemotherapie, Nanotechnik, Genanalyse).

Man hofft, in der ferneren Zukunft mit neuen Methoden

auch Viren im Körper aufspüren und vernichten zu können. Man denkt auch daran, spezielle Moleküle gezielt an Nukleinsäuren der DNA anzudocken. Zur automatischen Auswertung und gegenseitigen Kombination großer Datenmengen würde neue Computer-Software zu entwickeln sein. Denkbar ist auch, dass schon seit langem bekannte Methoden wieder belebt werden (vgl. F. Cap, 1957). So hat das Natriumborat $Na_2B_4O_7$ die Eigenschaft, sich in *Gehirntumoren* anzureichern. Bei Bestrahlung des Schädels mit Neutronen (gewissermaßen ein Proton ohne elektrische Ladung) wird das Element Bor (B, $Z = 5$, Atomgewicht 10) in Lithium (Li, $Z = 3$, Atomgewicht 7) verwandelt, wobei α-*Teilchen* (nackte Heliumkerne) emittiert werden. Sie haben im Gehirngewebe eine Reichweite von nur 36 μ, entsprechend der Größe einer Zelle. Die den Tumor tötende sehr wirksame α-Strahlung bleibt daher örtlich auf den Krebs beschränkt.

8.3 Körperliche Betätigung

Die steigende Motorisierung und der damit oft verbundene Bewegungsmangel erhöhen indirekt die Entropie und die Gefahr, durch Herz-Kreislauf- oder Stoffwechselkrankheiten das Leben frühzeitig zu beenden. Dazu kommt der *Stress*. Stress und die physische Inaktivität führen zu einer Abnahme der Leistungsfähigkeit. Jogging, Morgengymnastik, auch Krafttraining können sogar im Alter zu einer Leistungssteigerung und Verbesserung der Kondition führen. *Joggen* sollte man allerdings auf Waldboden, denn der Asphalt rächt sich im Alter oft mit Hüftgelenksschmerzen. Während ein untrainiertes Herz bis zu 6 Liter Blut pro Minute durch das Adernsystem pumpt und hierbei 60 – 75 mal pro Minute schlägt, kann ein trainiertes Herz bis zu 30 Liter pro Minute transportieren, schlägt aber nur 30 – 55 mal pro Minute. Durch regelmäßige körperliche Übungen sinken der Stress, der Blutdruck und das Cholesterin. Damit verzögert der Sport den Alterungsprozess. Am Anfang genügen für den untrainierten Menschen 20 – 30 Minuten mindestens dreimal pro Woche *Spazierengehen* und möglichst zweimal Schwimmen. Während Joggen in einer halben Stunde einen Energieverbrauch von 300 Kilokalorien bewirkt, kann schon allein Treppensteigen statt der Liftbenützung Energie verbrauchen. Regelmäßige sexuelle Aktivität, soweit sie noch möglich ist und nicht durch Hilfsmittel erzwungen werden muss, ist ebenfalls energieverbrauchend (ca 30 – 50 Watt) und setzt positiv wirkende Hormone (Oxytocin) frei. Oxytocin aktiviert die Nervenbahnen und sorgt für Nähe und Bindung. Auch durch zärtliche Körperkontakte wird dieses Hormon produziert.

Schwitzen beim Sport entfernt Giftstoffe aus dem Körper. Nach ärztlichem Rat ist es allerdings notwendig, genügend Wasser zu trinken (ca insgesamt 2 Liter pro Tag). Darüber hinaus hat Schwitzen oder körperliche Tätigkeit in kaltem Wasser *("Kneippen")* einen doppelten Entropieeffekt. Nach Formel (7.3) senkt jede sportliche Tätigkeit als äußere Arbeitsleistung AIV die Entropie. Wird zusätzlich der Körper bei konstanter Außentemperatur durch einen Wärmeverlust AQ gekühlt, so sinkt zusätzlich AS. Schweiß ist für das Kraftwerk Mensch die Kühlflüssigkeit, die mittels des im Gehirn sitzenden Temperaturreglers die Körpertemperatur maximal auf 42 Grad steigen lässt. Über Nerven und Neurotransmitter steuert das Gehirn die Schweißdrüsen. Bürsten der Haut ruft auf dieser positive chemische Reaktionen hervor und die Nerven werden munter. Körperliche Aktivität kann schmerzlindernd sein. Durch *Hormone*, die beim Sport ausgeschüttet werden, werden Organfunktionen günstig beeinflusst. Im Gehirn erzeugte *Endorphine* wirken schmerzstillend und können Glücksgefühl hervorrufen. Andererseits können durch Stress hervorgerufene Überschüsse von Hormonen Nerven und sogar das Gehirn schädigen (Burnout-Syndrom, Depression). Energieumsätze bei konstanter Temperatur findet man in Tabelle 8.

Tätigkeit	Verbrauch [kcal]	Bemerkungen
8,0 Std. Schlafen	600	Melatonin
0,5 Std. Körperpflege	75	waschen
0,5 Std. Baden	50	nach Temperatur
0,5 Std. U-Bahn fahren	100	nach Andrang
8,0 Std. Büroarbeit	900	sitzend
8,0 Std. Verkauf	1300	nach Andrang
8,0 Std. Bauarbeit	4500	bis 5000 kcal
1,5 Std. Essen	180	3 Mahlzeiten
0,5 Std. Hausarbeit	120	kochen
0,5 Std. Einkaufen	90	nach Wegstrecke
0,5 Std. Joggen	300	nach Strecke
0,5 Std. Plaudern	50	bis 100
0,5 Std. Kinderpflege	110	nach Alter
0,5 Std. Tanzen	130	Walzer
0,5 Std. Fernsehen	80	sitzend
0,5 Std. Lesen	150	sitzend
0,5 Std. Sex	50	nach Alter
1,0 Std. Denken	15	nach Alter

Tab. 8. Energieverbrauch bei verschiedenen Tätigkeiten

Bei zunehmendem Alter kann leicht ein Teufelskreis entstehen: man ist müde, man ist außer Form und jedes körperliche Training oder Atemübung erschöpft. Dies hält von körperlicher Tätigkeit ab, man wird bewegungsfaul (EICHEN-
LAUB). Gymnastikbücher für Senioren oder leichter Se-
niorensport, Ping Pong spielen, schwimmen oder ein Kurs
in einer Sportschule, in einem Fitnesszentrum können Abhilfe
schaffen.

8.4 Gehirntraining

Jede geistige Tätigkeit, eine Sprache lernen, ein Buch schrei-
ben, Kreuzworträtsel oder Sudoku lösen, ist ein Jungbrun-
nen für Körper und Geist. Das menschliche Gehirn steuert ja
alle biologischen Vorgänge im Körper. Es legt fest, wie der
Mensch Stress verarbeitet, wie er altern soll, es bestimmt Intelligenz, Willensentscheidungen, Bewusstsein und Gedächtnis. Übernehmen von Verantwortung für andere Personen,
soziales Engagement, z.B. Kinderbetreuung durch ältere Personen, trägt nach einer Studie der Universität Baltimore
zur Gesundheit und Zufriedenheit von Senioren bei. Auch
scheint das Gehirn in der Lage zu sein, durch Produktion
schmerzmildernder *Endorphine* Schmerzen vergessen zu lassen.

Akzeptanz äußerer Reize hält das Gehirn wach. Nicht
genutzte Nervenverbindungen im Gehirn werden langsam
abgebaut und inaktiv. Lernen verstärkt jedoch die Verbindungen und hält den Alterungsprozess auf. Ein aktives Gehirn kann sich auch neuen Strategien anpassen, was akti-
vierend und damit verjüngend wirkt. Moderne Prothesen

können durch Gedanken gesteuert werden. Konzentriertes Denken „Faustschließen" gibt der elektronisch-mechanischen Prothese den Befehl. So berichtet die Zeitung Standard am 14. November 2007 im Detail, wie von Wiener Chirurgen im Armstumpf übriggebliebene Nerven zu Brustmuskel-Abschnitten geführt wurden. Diese fremden Muskeln können durch „*Gedankenkraft*" die Armprothese („*Bionik-Prothese*") steuern. Die Chinesen geben für die Erhaltung der körperlichen und geistigen Aktivität den folgenden Rat: Pflanze einen Baum, baue ein Haus, zeuge einen Sohn und schreibe ein Buch.

Eine Pflege des Gehirns ist für die gesamte Persönlichkeit wichtig. So schreibt PERT „psyche (mind) and soma (body) are a single entity"– Geist und Körper sind ein Ganzes und „the body is the subconscious mind"– der Körper ist der unbewusste Geist. Daher wird von der Autorin auch die Wichtigkeit einer entsprechenden Ernährung für das Gehirn betont (WURTMAN). Während das Gehirn Glucose zu seiner Ernährung benötigt, ist andererseits ein sehr hoher Blutzuckergehalt (*Diabetes*) für das Gedächtnis schädlich: manche Zellen sterben ab. Substanzen, die im *Gingkobaum* enthalten sind, verbessern die Gedächtnisleistung. In Apotheken erhält man die Substanz beispielsweise im Medikament *Tebofortan*. Das indische Gewürz *Curcuma* (Gelbwurz) hat angeblich eine vorbeugende Wirkung gegen die Alzheimer-Krankheit und gegen Krebs. Etwas Pfeffer soll die Aufnahme von Curcuma durch den Körper steigern.

Seit dem Jahre 1980 nimmt die Anzahl der Patienten mit *Alzheimer-Krankheit* zu. Da die Anzahl der älteren Personen vor allem in den Industriestaaten steigt, steigt auch die Anzahl der an der Alzheimer-Krankheit Erkrankten. Bei den 65-Jährigen sind etwa 2 % von dieser Erkrankung betroffen. Sie scheint die Krankheit des 21. Jahrhunderts zu werden. Bei ihr kommt es zu Störungen in der Gehirnrinde, die zu einer geistigen Verwirrung (*Demenz*) führt. Die Krankheit beginnt mit geringer *Vergesslichkeit* und endet mit dem Verlust des Verstandes. Ursache dafür sind Degeneration von Neuronen und Ablagerungen von gewissen Proteinen. Schließlich werden wichtige Neurotransmitter wie das Acetylcholin (ACTH) nicht mehr ausreichend produziert. Es ist ziemlich wahrscheinlich, dass ein Gen des Chromosoms 14 (oder 1) Ursache der Krankheit ist. Es scheint, dass das Hormon *Östrogen* das Erkrankungsrisiko um 40 % verringert. Das Hormon hat nämlich die Fähigkeit, die Herstellung von Acetylcholin anzuregen. Im Gehirn der Männer wird das männliche Geschlechtshormon *Testosteron* teilweise in Östrogen umgewandelt. Dies könnte erklären, warum Männer seltener an Alzheimer erkranken. Andere Forscher vermuten eine Beziehung zwischen Diabetes und der Alzheimer Krankheit. Diabetes ist ja durch einen Insulinmangel charakterisiert. Es scheint, dass dieser Mangel im Gehirn die Alzheimer-Plaques vermehrt.

Stress, Burn-out und Depressionen sind ebenfalls eine Sache des Gehirns. Wie in Abschnitt 3.4 begründet wurde, ist der *Stress* ein Erbteil der Menschheit aus der Urzeit. In der Jetztzeit sind Stressursachen durch Arbeitsüberlastung, gesellschaftliche, soziale und wirtschaftliche Veränderungen gegeben. Bei Stress schüttet das Gehirn *Acetylcholin* aus, das wieder die Nebennieren veranlasst, *Cortisol* und *Adrenalin* auszuschütten. Cortisol wieder verkürzt die Lebensdauer von Neuronen. Es wird selbst durch das Hormon DHEA (Antistress Hormon) in seiner Produktion gehemmt.

Wirtschaftliche und gesellschaftliche Entwicklungen der letzten Jahrzehnte führten dazu, dass Personen, die nicht ständig von sich sagen, unter Stress zu sein, als Faulpelze oder Taugenichtse angesehen werden. Viele rutschen dann in krankhafte Zustände, in *Burn-out* oder in *Depressionen* hinein, da sie einfach überfordert sind. Burn-out ist ein körperlicher und seelischer Erschöpfungszustand, der mit verschiedenen Symptomen verbunden sein kann: Einschlafstörungen, nachlassende Konzentration, sich nicht mehr ganz entspannen können, Depressionen. Weiters besteht die Gefahr von Drogenmissbrauch oder Fressorgien.

Psychologen und Ärzte geben zur Heilung und Vorbeugung gegen Burn-out folgende Ratschläge:

1. Körperliche Betätigung, ein langer Urlaub, Freizeitbeschäftigungen,

2. Mentales Training, auch autogenes Training u.ä. bis Yoga (SCHULTZ, DEVI),

3. Lernen, Nein zu sagen und Aufgaben zu delegieren,

4. Gutes Zeitmanagement und Setzung von Prioritäten,

5. Suche nach den Ursachen, die Stress erzeugen,

6. Vermeidung von Reizüberflutung durch Werbung, Telefon, TV,

7. Absage und nicht Abhalten (meist) überflüssiger Besprechungen und Sitzungen.

Nach Schätzungen der Weltgesundheitsorganisation leiden weltweit 150 – 200 Millionen Menschen an Depressionen und die Anzahl soll in den letzten Jahren stark zugenommen haben. Woher kommen nun Depressionen? Es werden als

Ursachen angeführt:

1. Vererbung durch einen Elternteil,

2. Hormonstörungen, vor allem zu wenig Serotonin oder Cortisol,

3. Sorgen über Krebsgefahr, berufliche und partnerschaftliche Konflikte,

4. Zu wenig körperliche Betätigung und Lichtmangel,

5. Folgen eines Burn-out.

Depression wird oft nicht als Krankheit angesehen, ist aber eine. FREUD vermutet als Grund eine Prägung in frühester Jugend. An Behandlungen der Depression werden heute angeboten:

1. Aussprache mit Freunden, Partnern, in einem sozialen Netzwerk,

2. Einnahme von antidepressiven Medikamenten,

3. Behandlung durch Psychotherapeut oder Psychiater,

4. Mentale Trainingsmethoden (*autogenes Training*, Yoga etc)

8.5 Lebenserwartung

Ist das Altern ein Mangel an Hormonen und Enzymen? Die Antwort scheint „ja" zu sein, seit es 1998 gelang, menschliche Zellen durch Versorgung mit dem Enzym *Telomerase* fast unsterblich zu machen. Zellen sterben nach höchstens 75 Teilungen an Mangel von Telomerase. Wurden jedoch menschliche Zellen mit Telomerase versorgt, so gab es selbst nach 300 Teilungen keine Verschleißerscheinungen. Flechten – eine Lebensgemeinschaft von Algen und Pilzen – leben 300

Jahre und mehr. Manche Wale werden 200 Jahre alt und Schildkröten auf den Galapagosinseln erreichen 175 Jahre.

Schade, dass Adam und Eva im Paradies vom falschen Baum gegessen haben. Zwei Bäume standen dort: der Baum des Lebens und der Baum der Erkenntnis von Gut und Böse (Bibel, Genesis 2,9). Von allen Bäumen, auch vom Baum des Lebens, durften Adam und Eva essen (Genesis 3,3). Aber Eva wurde durch die Schlange verführt und sie und Adam aßen vom Baum der Erkenntnis. Dadurch wurden beide sterblich.

Wie sind nun die Tatsachen und was lehrt uns die Sterbestatistik? Die weibliche Lebenserwartung hatte sich in den letzten 160 Jahren erhöht. So hatten z.b. Schwedinnen im Jahre 1840 eine *Lebenserwartung* von 45 Jahren, während sie heute im statistischen Durchschnitt ein Alter von auf 85 Jahre erreichen. Vor hundert Jahren wurden Männer im statistischen Durchschnitt 37 Jahre alt. Heute werden Männer 77 und Frauen 82 Jahre alt. Männer haben im Durchschnnitt durch stressiges Leben eine um 6 Jahre geringere Lebenserwartung als Frauen. Rein statistisch gesehen hat ein im Jahr 2007 geborenes Mädchen eine Lebenserwartung von 100 Jahren.

Die Lebenserwartung ist die zu erhoffende Zeitspanne, die einem Menschen ab einem gewissen Zeitpunkt bis zum Tod verbleibt. Als gewisser Zeitpunkt kann z.B. das Datum des dreißigsten oder des ersten Geburtstages gewählt werden. Wird das Geburtsdatum gewählt, so kann man auch von *Lebensdauer* sprechen. Die Daten zur Berechnung der zu erwartenden Lebensdauer werden aus den Sterbestatistiken bezogen. Es ergibt sich so die Tabelle 9:

Ort	Lebensdauer in Jahren
gewisse Gebiete Südafrikas	33 – 39
Afrika, Asien	50 – 54
USA, Arabien, Argentinien	76 – 77
Kanada, Australien, Europa	80 – 81
Japan	83
Andorra (maximum)	83.5

Tab. 9. Die geographische Verteilung der Lebensdauer

Bei der Betrachtung solcher Zahlen muss jedoch beachtet werden, dass in den Tabellen Sondereinflüsse enthalten sind. Solche sind Kriege, Epidemien, medizinische Versorgung, Kindersterblichkeit, Bildungsstand und finanzielle Lage („Wenn du arm bist, stirbst du schneller"). Wichtiger als Reichtum und Macht, oder ein Pflegefall mit 100 zu sein, dürfte aber das Bewußtsein eines erfüllten, subjektiv sinnvollen Lebens sein.

„There was a time, when newspapers said,
that only twelve men understood the theory of relativity.
I do not believe that there ever was such a time.
On the other hand, I think it is safe to say,
that no one understands quantum mechanics"
(R. Feynman, 1967)

„Wer glaubt, die Quantentheorie zu begreifen,
der hat sie nicht verstanden"
(Zeilinger, 2005)

9 Und was sagt die Quantentheorie?

9.1 Ursache und Wirkung – die Kausalität

Als die Menschen vor etwa 10 000 Jahren begannen, ihre
Umwelt sorgfältig zu beobachten, da fiel ihnen bald auf, dass
immer wieder zwei bestimmte Ereignisse zeitlich nacheinan-
der folgten. Immer dann, wenn das Ereignis A auftrat, folg-
te sofort oder bald darauf das Ereignis B. Da musste doch
ein Zusammenhang bestehen? Man prägte die Begriffe *Ursache* und *Wirkung*, man erfand den Begriff der *Kausalität*.
Wenn die Ursache A auftrat, dann musste sich zwangsläufig
die dazu gehörende Wirkung B einstellen. Wenn man diesen Zusammenhang glaubte erkannt zu haben, dann musste
umgekehrt, wenn das Ereignis B auftrat, dieses immer durch
die gleiche Ursache A hervorgerufen worden sein.

So meinten einige Menschen, dass der tägliche Sonnenuntergang nach der Nacht den nächsten Sonnenaufgang verursache.

Eine andere Gruppe aber meinte, dass es ganz anders sei: der tägliche Sonnenaufgang am Morgen verursache den abendlichen Sonnenuntergang. Heute wissen wir natürlich, dass weder die eine noch die andere Ansicht stimmt. Sonnenaufgänge und Sonnenuntergänge haben beide die gemeinsame Ursache: die Drehung der Erde um ihre Achse.

Eine exakte naturwissenschaftliche Beschreibung der Wirkungskette. Ursache → Wirkung ist nur mit Hilfe der Mathematik und Physik möglich.* Wenn man im Schwerefeld der Erde einen Stein fallen lässt, dann folgt er genau einem mathematischen Fallgesetz. Werden Luftreibung und andere Nebeneffekte ausgeschlossen, dann fallen alle Körper gleich schnell, nämlich mit einer der jeweiligen Fallzeit t [sec] proportionalen Geschwindigkeit v [m/sec]. Es gilt

$$v = g - t. \tag{9.1}$$

Die Proportionalitätskonstante g heißt *Schwerebeschleunigung* und ist durch $g = 9{,}81$ m/sec^2 gegeben. Dieser Wert ergab sich aus den Fallversuchen von GALILEI. (Ganz genau stimmt das nicht, da die Erde keine exakte Kugel ist. Deshalb hängt g noch von der geographischen Breite und der Meereshöhe – bzw. dem Abstand vom Erdmittelpunkt – ab. Auch können im Erduntergrund lokal vorhandene schwere Massen den lokalen Wert von g beeinflussen.) GALILEI (geb. 1564) machte um 1589 seine Fallversuche. Danach ist beim freien, ungehinderten Fall in jedem Zeitpunkt t die zurückgelegte Fallstrecke s [m] durch das *Wegzeitgesetz* (Funktion

---

* Ein an Mathematik nicht interessierter Leser möge die Formeln (9.1) bis (9.4) einfach übergehen.

$s(t)$, also s von t)

$$s(t) = \frac{1}{2}gt^2 \quad [\text{m/sec}^2 \cdot \text{sec}^2 = \text{m}] \quad (9.2)$$

gegeben. Jedes Wegzeitgesetz, nicht nur (9.2), enthält eine Beschleunigung. NEWTON (geb. 1642) (auch LEIBNIZ, geb. 1646), erfand die sogenannte *Differentialrechnung* (1666 bzw. 1675). Die neue Methode gestattet es, aus Wegzeitgesetzen die verursachende *Beschleunigung* (meist mit b statt mit g bezeichnet), herauszurechnen. Die zweimalige Differentiation („Ableitung") eines Wegzeitgesetzes $s(t)$ wird als $b = \ddot{s}(t)$ bezeichnet. NEWTON erkannte als Erster, dass Kräfte K notwendig sind, um Beschleunigungen zu erzeugen. Die mathematische Formulierung dieses Sachverhaltes ist das NEWTON'*sche Bewegungsgesetz*

$$K = m \cdot b = m \cdot \ddot{s}; \qquad \ddot{s}(t) = b, \quad (9.3)$$

wobei m die Masse des beschleunigten Körpers ist. Die Umkehrung der Differentialrechnung ist die Integration. Mit ihrer Hilfe kommt man von b wieder zum Wegzeitgesetz $s(t)$ zurück. Dabei kann auch b selbst zeitlich veränderlich sein: $b(t)$. Ist eine konstante Beschleunigung b oder g gegeben, dann liefert zweimalige Integration von $\ddot{s}(t) = g$ den Ausdruck

$$s(t) = \frac{g}{2}t^2 + v_0 t + s_0, \quad (9.4)$$

wobei die neuen konstanten Größen v_0 und s_0 sogenannte Integrationskonstante sind. Sie helfen, die allgemeine Lösung (9.4) des Bewegungsgesetzes (9.3) an die spezielle Situation anzupassen. Wenn z.B. der Stein beim Beginn der Zeitmessung, also für $t = 0$, auf der Hand ruht, dann verschwindet das Glied $v_0 t$ in (9.4), da $v_0 \cdot 0 = 0$. Misst man die Fallstrecke

$s(t)$ ab dem Ort der den Stein loslassenden Hand $s_0 = 0$, so
erhält man genau (9.2). Die in der speziellen Situation vorgegebenen oder angenommenen Werte von v_0, s_0 nennt man
auch die *Anfangswerte*. Mit der Voraussage von (9.2) wurde die mathematische Physik geboren: sie ist in der Lage,
noch vor dem tatsächlichen Versuch genau vorauszusagen,
was das Experiment ergeben wird. Damit kann die *Kausalität* scharf definiert werden. Kausalität im Naturgeschehen
wird definiert durch ein mathematisches Naturgesetz, das in
der Lage ist, aus der allgemeinen Lösung des Gesetzes unter
den speziellen Bedingungen (Anfangswerten) das Versuchs-
ergebnis genauest vorauszusagen. Die Quantentheorie aber
ist gerade dadurch gekennzeichnet, dass es in ihr die Kausalität nicht gibt. In ihr können ja beispielsweise der Ort oder
die Geschwindigkeit nur bestimmte, „gequantelte" Werte annehmen. Man versteht in der Physik unter *Quant* einen nicht
mehr teilbaren Wert. Ein *Energiequant* ist eine fixe Größe
und ist nicht mehr teilbar. In der klassischen Physik hingegen kann jede Größe wie Ort oder Energie jeden beliebigen
Wert annehmen. Wegen der *Quantisierung* der Anfangswerte kann man in der *Quantenphysik* die Kausalität nicht mehr
beweisen. Um Kausalität im Naturgeschehen beweisen zu
können, muss man ja die *Anfangswerte* genau kennen oder
sie messen können.

Im Bereich der kleinsten Teilchen, etwa für ein Elektron,
ist es nämlich unmöglich, die Anfangswerte, also z.B. Ort
s_0 und Geschwindigkeit v_0, zu messen. So hat HEISENBERG
1926 gezeigt, dass eine solche Messung nicht möglich ist: um
den Ort zu messen, müsste man sehen können, wo sich das
Elektron befindet. Wenn man es aber beleuchtet, so wird

es durch den Lichtdruck um eine unbekannte Strecke Δx verschoben. Durch die Verschiebung ändert sich auch seine Geschwindigkeit um Δv. Der Effekt kann durch die Wellennatur des Lichts und die bekannte Auflösungsgrenze von Mikroskopen und in der Wellenmechanik der Elektronen abgeleitet und begründet werden. Es zeigt sich, dass die sogenannte *Unsicherheitsrelation*

$$\Delta x \cdot \Delta v \geq const \tag{9.5}$$

gilt. Hier wird, wie allgemein üblich, der Weg s nun immer mit x bezeichnet. Der Wert von *const* in (9.5) hängt von der Masse m des betreffenden atomaren Teilchens ab. Die Bedeutung dieser Konstante und ihren Wert findet man im folgenden Abschnitt.

Selbstverständlich gilt die Unsicherheitsrelation auch für beliebig große Körper. Später wird sich zeigen, dass die Konstante *const* für einen Körper der Masse m den Wert

$$const = \frac{1}{m} \cdot 1,0545 \cdot 10^{-34} \, \text{Joule} \cdot \text{sec} \tag{9.6}$$

hat. (Bezüglich Joule s. S. 11.) Zwei Beispiele mögen die Situation illustrieren:

1. Gewehrkugel mit der Masse m (z.B. 1 g) und mit einer Geschwindigkeit $v = 10^3$ m/sec $= 10^5$ cm/sec. Nehmen wir weiters an, dass diese Geschwindigkeit mit der Genauigkeit $\Delta v = 10^{-2}$ cm/sec gemessen werden könnte. Es ist allerdings fraglich, ob eine so hohe Messgenauigkeit überhaupt erreichbar wäre. Für die Ortsbestimmung gilt dann nach (9.5) eine Unsicherheit von

$$\Delta x \geq \frac{const}{\Delta v} = 1,0545 \cdot 10^{-25} \text{cm}, \tag{9.7}$$

wobei wir für Joule die Definition kg m^2 s^{-2} eingesetzt haben. Ein solcher Δx-Wert nach (9.7) ist unmessbar. Die Anfangsbedingung x muss daher nicht durch $x \to x + \Delta x$ abgeändert werden: die volle Kausalität bleibt für große Körper erhalten. Selbst bei der sehr kleinen Masse von 1 mg erhält man $\Delta x = 10^{-22}$ cm. Wo ist die Grenze? Das zweite Beispiel zeigt dies.

2. Die Masse m eines Elektrons ist $9{,}108 \cdot 10^{-28}$ g. Dann gilt die analoge Rechnung für eine Ortsunsicherheit $\Delta x = 10^{-8}$ cm. Da man aus gewissen Experimenten weiß, dass ein Elektron die Größe von etwa $2{,}8 \cdot 10^{-12}$ cm hat, ist die Anfangsbedingung x sehr wohl auf $x \to x + \Delta x$ abgeändert. Δx ist aber nicht genau bekannt. Damit fällt die Kausalität in der Quantentheorie. Sie kann nicht bewiesen werden.

So kommt man daher zum Schluss, dass die Quantentheorie akausal ist. Ihre Gesetze unterscheiden sich grundlegend von denen der klassischen Physik, der Physik der großen Körper. Es muss aber, da beide Theorien richtig sind, einen allmählichen Übergang von der Quantentheorie zur klassichen Physik geben. Die klassische Physik muss ein Grenzfall der Quantentheorie sein. Dieser Übergang kann erst dann verstanden werden, wenn die Quantentheorie in allen Einzelheiten besprochen wurde.

9.2 Quantentheorie

Wie es zur Abstrahlung von elektromagnetischen Wellen durch eine beschleunigte Bewegung von Elektronen kommt, wurde im Abschnitt 2.1 erläutert. Entsprechend dem primitiven Atombild in der Zeit vor der Quantentheorie dachte

man, dass Elektronen auf stabilen Umlaufbahnen den Atomkern umkreisen (Abschnitt 1.3). Das ergab aber ein Problem:
wenn Elektronen elektromagnetische Wellen abstrahlen, also dadurch Energie verlieren, dann könnten sie sich nach den
Gesetzen der Mechanik nicht auf diesen Bahnen halten.
Tatsächlich hatte man schon um 1885 bemerkt, dass von
Wasserstoffatomen Licht in der Art von *Spektrallinien* nur
in scharf begrenzten Wellenlängen ausgestrahlt wird. Gibt
man z.B. Salzkörner in eine Gasflamme, so leuchtet diese
kräftig gelb auf. Das Natrium im Kochsalz strahlt bei Wellenlängen von 5895,93 und 5889,96 Å schöne gelbe Spektrallinien aus, durch die das Element überall, auch in weit
entfernten Sternen, nachgewiesen werden kann. Der Quantentheorie ist es heute möglich, von allen chemischen Elementen die Wellenlänge der Spektrallinien vorauszuberechnen. Bei der Wärmestrahlung, die Wellenlängen im Bereich
780 nm − 1 mm hat, vgl. Tabelle 2 in Abschnitt 2.2, ergab
sich ein Problem. Da in einem heißen Körper mit der Temperatur T Elektronen alle denkbaren Geschwindigkeiten haben, konnten RAYLEIGH und JEANS das kontinuierliche
Wellenlängenspektrum aus der klassischen Theorie elektromagnetischer Wellen berechnen (RAYLEIGH-JEANS *Strahlungsformel*). Nach dieser Formel wird bei steigender Frequenz
der Strahlung immer mehr und mehr Energie ausgesandt.
Die im Jahre 1900 erhaltene Formel musste für hohe Frequenzen $v \to 3 \infty$ falsch sein, da niemals unendlich große
Wärmestrahlung beobachtet wurde. Da erinnerte man sich
an eine vom Physiker WIEN schon 1896 aus den Messda-
ten zusammengebastelte Näherungsformel. Diese WIEN'sche
Strahlungsformel beschrieb nur für niedrige Temperaturen

T und kleine Wellenlängen λ, also hohe Frequenzen ν, die experimentellen Daten.

In dieser Situation hat sich PLANCK 1900 der Aufgabe unterzogen, eine Formel zu finden, die

1. für kleine Frequenzen in die RAYLEIGH-JEANS-*Formel* übergeht und die

2. für große Frequenzen die Daten der WIEN*'schen Formel* wiedergibt,

3. für jede Frequenz mit den experimentellen Daten genau übereinstimmt,

4. und die sich theoretisch verstehen und aus NEUEN Prinzipien schon von vorneherein ableiten lässt.

PLANCK gelang es, eine solche Formel zu finden. Das ist die berühmte PLANCK*'sche Strahlungsformel*, mit der 1900 die *Quantentheorie* begann. In dieser Formel tritt erstmals in der Physik die neue Konstante h auf: $h = 6,62628 \cdot 10^{-34}$ Joule·sec (PLANCK'sche *Konstante*).

Da die Größe „Energie mal Zeit" als *Wirkung* bezeichnet wird, wird h als PLANCK*'sches Wirkungsquantum* bezeichnet. Es war sofort zu sehen, dass die neue Srahlungsformel für kleine Frequenzen in die RAYLEIGH-JEANS-Formel übergeht. Andererseits erhält man für große Frequenzen die WIEN'sche Formel. Da die PLANCK'sche Strahlungsformel im ganzen Frequenzbereich die Messergebnisse sehr genau vorausberechnen kann, musste in dem neuen Gesetz ein ganz neues physikalisches Prinzip verborgen sein. Tatsächlich gelang es PLANCK, seine Formel theoretisch abzuleiten. Die hierfür grundlegende neue Hypothese war seine Annahme, dass erwärmte Körper ihre Licht- und Wärmestrahlung nur in Vielfachen von *Energiequanten hν* abgeben. Damit war das *Quant* gefunden.

Diese Quanten konnte EINSTEIN 1905 bei seiner theoretischen Deutung des damals schon bekannten *Photoeffektes* nachweisen. Strahlt man Licht auf eine Metalloberfläche, so werden aus dieser Elektronen herausgelöst. Dies geschieht allerdings nur dann, wenn die Lichtenergie ausreicht, das Elektron herauszulösen. Das führte EINSTEIN zur Annahme, dass Lichtenergie nur in gewissen Paketen vorkommt. Die Pakete nannte er *Photonen* oder *Lichtquanten*. Die Energie E eines Photons mit der Frequenz ν ist gegeben durch

$$E = h\nu \quad [\text{Joule}]. \tag{9.8}$$

Die für ruhende Körper der Masse m geltende Formel (1.1) darf jedoch auf Photonen nicht angewendet werden, da ja diese sich mit Lichtgeschwindigkeit bewegen und nicht ruhen.

9.3 Wie kommt man aber zur klassischen kausalen Physik zurück?

Die zwei Beispiele des Abschnitts 9.1 und deren Zahlenwerte legen nahe, dass die klassische Physik eine ausgezeichnete Näherung der Quantentheorie ist. Es ist möglich, diese Aussage mathematisch zu beweisen: die klassische (kausale) Physik ist als Grenzfall in der Quantentheorie enthalten (EHRENFEST-*Theorem*). Es zeigt sich, dass die klassischen Gleichungen nichts anderes sind als die Gleichungen für die

quantentheoretischen Mittelwerte. Hierbei ist eine genaue
Zuordnung („Korrespondenz") zwischen den quantentheoretischen Rechengrößen und denen der klassischen Physik
möglich (*Korrespondenzprinzip*).

Eine weitere Bestätigung kam unerwartet. 1923 stellte
sich der französische Physiker DE BROGLIE die folgende Frage: Wenn Lichtwellen sich in den Photonen gewissermaßen
als Partikel manifestieren, ist es dann vielleicht denkbar,
dass umgekehrt auch materielle Partikel eine Art Wellencharakter zeigen? (*Materiewellen.*) Tatsächlich konnte einerseits SCHRÖDINGER 1926 eine Wellengleichung (SCHRÖDIN-
GER*'sche Wellengleichung*) aufstellen. Andererseits gelang
es schon 1927 DAVISSON und GERMER, die Existenz dieser
Materiewellen experimentell nachzuweisen.

Wie weist man denn überhaupt nach, dass ein „Etwas"
einen *Wellencharakter* besitzt, obwohl es sonst als Teilchen,
als Partikel, erscheint? Die Partikeleigenschaft kann man
relativ einfach nachweisen. Wenn in eine mit übersättig-
tem Wasserdampf gefüllten Kammer (*Nebelkammer*) z.B. ein
Elektron eintritt, so werden längs seiner Flugbahn durch
Stoß Nebelatome ionisiert. Diese Ionen wirken als Keime
für die Kondensation von Wassertröpfchen, die man sehen
und photographieren kann. Auch andere Methoden gibt es
(Streuprozesse, Fallversuche von Elektronen in einem elektrischen Feld etc). Bei Photonen wird die Partikeleigenschaft
durch den *Photoeffekt* bewiesen.

Welleneigenschaften kann man ebenfalls experimentell
nachweisen. Betrachtet man Abbildung 2 von Abschnitt 2.2
und stellt man sich eine zweite Welle vor, so kann es passieren, dass ein Wellenberg der einen Welle genau in das

Wellental (Minimumswert) der anderen Welle fällt. Dadurch kommt es zur Auslöschung beider Wellen. Dies bedeutet aber nicht, dass die in den Wellen wohnende Energie vernichtet wird. Die gegenseitige Addition von zwei Wellen, ihre Wechselwirkung (*Interferenz*) bedeutet, dass ihre Energie im Raum anders verteilt wird. Wenn man in einem undurchlässigen Schirm (Blatt Papier, Folie) zwei Schlitze einschneidet und den Schirm beleuchtet, dann erhält man auf einer Projektionsfläche hinter dem Schirm ein Interferenzmuster von hellen und dunklen Streifen (*Doppelspaltversuch* von YOUNG). Dort, wo sich zwei Wellen aufheben, gibt es dunkle Streifen und die hellen Stellen zeigen an, dass dort die Energie beider Wellen aufgetroffen ist (*Interferenzbild*). Anstelle eines Doppelspaltes verwendeten DAVISSON und GERMER Kristalle und erhielten für die Materiewellen Interferenzbilder, wie sie für sichtbares Licht seit langem bekannt waren.

Mit den Versuchen an Licht und an Elektronen war die Doppelnatur – Welle und Teilchen zugleich – eindeutig bewiesen („*Dualität* der Materie"). Wo aber liegt die Grenze, ab welcher praktisch nur mehr die klassische (kausale) Physik zu verwenden ist, da die quantentheoretischen Abweichungen so minimal sind, dass sie nicht beobachtet werden können? Ganz allgemein zeigt sich, dass Welleneigenschaften dann deutlich hervortreten, wenn die Abmessungen der Objekte die Größenordnung der Wellenlänge haben. Dabei versteht man unter *Größenordnung* einen Faktor, der bis zu 1000 betragen kann. Längstwellen und Langwellen der Radiotechnik mit ihren vielen km großen Wellenlängen (vgl. Tabelle 2 in Abschnitt 2.2) sind von der Größenord-

nung des *Erdradius* (ca 6360 km) und zeigen daher deutli-
che Interferenzerscheinungen auf der Erdoberfläche. Mittelwellen und Kurzwellen haben jedoch so relativ kleine Wellenlängen, dass es bei ihrer Ausbreitung auf der Erdoberfläche zu keinen typischen Welleneigenschaften kommt. Will
man an *Röntgenwellen* mit Wellenlängen von einigen Å ihre Welleneigenschaft nachweisen, muss man *Spaltgrößen* von
der gleichen Größenordnung wie die Röntgenwellenlänge verwenden. Röntgenstrahlen zeigen ihre Interferenzen an Kristallen, in denen der „Spalt", d.h. der Abstand von einem
Atom oder Molekül zum nächsten, in der gleichen Größenordnung liegt, wie die Röntgenwellenlänge. Andererseits ist
auch verständlich, dass bei wachsender Breite eines Spalts
oder eines Doppelspalts allmählich Interferenzerscheinungen
elektromagnetischer Wellen völlig verschwinden. Ein einige
cm breiter Spalt lässt Licht praktisch ungestört durch.

Ganz analoge Verhältnisse gibt es bei den *Materiewellen*.
Die Welleneigenschaften von Partikeln, beispielsweise Elektronen, Atomen oder auch großen Molekülen, sind nur an
Objekten nachzuweisen, die in der gleichen Größenordnung
liegen. Nach DE BROGLIE werden die Wellenlängen der Materiewellen durch Masse m und Bewegungsenergie E oder
Geschwindigkeit v der betreffenden Teilchen bestimmt. Es
gilt:

$$\lambda = \frac{h}{\sqrt{2mE}} \quad [\text{m}] \qquad (9.9)$$

(DE BROGLIE *Wellenlänge*). Setzt man die Dimension von
Joule für E, nämlich [kg m^2 sec^{-2}] und die Einheit kg für die
Masse m ein, so erhält man die Dimension Meter [m] für λ.
Als Folge der Kleinheit der PLANCK'schen Konstante h sind

die Wellenlängen der Materiewellen sehr klein. Einige Beispiele sollen berechnet werden. Zunächst soll die DE BROGLIE Wellenlänge eines Elektrons in einem Wasserstoffatom berechnet werden. Die größte Energie E, die ein Wasserstoffelektron erhalten kann, ist 13,6 eV. Das ist jene Energie E, die ein Elektron erhalten muss, um das H-Atom zu verlassen *(Ionisierungsenergie)*. Um E in Joule [J] auszudrücken, ist der Umrechnungsfaktor 1 eV = 1,6020 · 10^{-19} [J] zu verwenden. Die Masse m des Elektrons ist 9,108 · 10^{31} [kg], siehe Abschnitt 1.2. Die PLANCK'sche Konstante ist h = 6, 62628 · 10^{-34} [J · sec]. Nun liegen alle Daten für die Berechnung der DE BROGLIE-Wellenlänge nach (9.9) vor. Einsetzen in (9.9) gibt

$$\lambda = \frac{6,62628 \, \text{Joule} \cdot \text{sec}}{\sqrt{2} \, \sqrt{9,108 \cdot 10^{-31} \, \text{kg}} \, \sqrt{13,6 \cdot 1,6020 \cdot 10^{-19} \, \text{Joule}}} \quad (9.10)$$

Um nun die Materiewellenlänge λ in m auszudrücken, muss für das Joule eingesetzt werden. Im Abschnitt 9.1 findet man 1 Joule = kg · m²/sec². Einsetzen in (9.10) ergibt

$$\lambda = 3,35 \cdot 10^{-10} \, \text{m} = 3,35 \, \text{Å.} \quad (9.11)$$

Die Materiewellenlänge ist damit von der Größe eines Moleküls. Im Bereich der Elektronen spielt somit die Quantentheorie eine beachtenswerte Rolle, da die *relative Größenordnung* Objektgröße : Wellenlänge 10^{-5} ist, denn Elektronenradius 2,8177 · 10^{-15} m dividiert durch λ = 3,15 · 10^{-10} m gibt etwa 10^{-5}. Wenn man die Bewegungsenergie E des Elektrons mit der Masse m und der Geschwindigkeit v

$$E = \frac{m}{2} v^2 \, [\text{Joule}] \quad (9.12)$$

in (9.9) einsetzt, dann erhält man eine völlig äquivalente Formel

$$\lambda = \frac{h}{mv} \quad [\text{m}]. \tag{9.13}$$

Mit dieser Formel ist es einfacher, die Materiewellenlängen großer Objekte zu berechnen. Setzt man für die Elektronen und die Energie $E=13{,}6$ eV, $v = \sqrt{2E/m} = 2{,}1873 \cdot 10^6$ m sec^{-1} in (9.13) ein, so erhält man ebenfalls (9.11). Interessanter sind große Objekte. Für ein Mercedes-Auto vom Gewicht 1410 kg erhält man bei $v = 100$ km/h $= 27{,}75$ m sec^{-1} die Materiewellenlänge $1{,}69 \cdot 10^{-38}$ m. Dieser Wert ist vollkommen zu vernachlässigen, da er nicht gemessen werden kann. Ab Materiewellenlängen kleiner als 10^{-9} m gilt die klassische Physik (LÜSCHER). Auch ein menschliches Gehirn mit einem Gwicht von ca 1.5 kg und einem Durchmesser von 12 cm arbeitet rein klassisch. Biologische Zellen mit ihrer Größe von 10^{-5} m sind klassisch zu beschreiben. Ein DNA Molekül mit seiner Größe von 4000 Å $= 4 \cdot 10^{-7}$ m liegt bereits im klassischen Bereich (p 113 bei SATINOVER). Es fallen somit alle Überlegungen dieses Buches in den Bereich der klassischen Physik. Die einzige Ausnahme ist eine punktuelle Mutation durch z.B. ein Photon auf einem Gen.

9.4 Der Gebrauch der Begriffe Quanten, Entropie und Energie

Quanten, Entropie und Energie sind exakt definierte physikalische Begriffe. Leider hat sich in den letzten Jahrzehnten aber auch eingebürgert, dass diese Begriffe mehr und mehr verschwommen im allgemeinen Sprachgebrauch auftauchen.

So wird von kinesiologischer Energie und Energieausgleich gesprochen, ohne dass genau definiert wird, was darunter zu verstehen sei. Astrologen und Schamanen, Wahrsager und Geschäftemacher bemächtigen sich physikalischer Begriffe und ziehen Vorteile daraus. Mit Energie oder mit energiespendendem Sauerstoff belebtes Wasser gibt es am Markt zu kaufen. So manche dieser Produkte zeigen bei strenger wissenschaftlicher Prüfung, dass sie die von der Reklame vorhergesagten Wirkungen und Eigenschaften nicht bringen können oder dass die Produkte ganz andere Wirkungen haben, als behauptet wird.

Auch die Entropie teilt ein ähnliches Schicksal. Da die Entropie ein statistischer *Begriff* ist, ist gut verständlich und vertretbar, dass auch in der Informatik der Begriff der Entropie verwendet wird, vgl. Abschnitt 7.3. Allerdings hat der Zufallsforscher CHAITIN Bedenken gegen die direkte Verknüpfung von Entropie und Information angemeldet.

Schließlich haben sich Statistiker anderer Wissensgebiete den Begriff der Entropie angeeignet. In der wissenschaftlichen Internet-Enzyklopädie Wikipedia und, besonders über die Suchmaschine Google, findet man im Internet zahlreiche neue Entropiebegriffe wie beispielsweise

1. eine soziale Entropie,

2. eine Entropie der Vermögensverteilung,

3. eine Entropie der sozialen Marktwirtschaft,

4. eine Entropie des Glücks,

5. eine Entropie der Paarbeziehungen,

6. eine Entropie der Einkommensverteilung,

7. eine Entropie der Sterne, der schwarzen Löcher, der Galaxien u.a.m.

So manche dieser Ansätze werden dann noch mit durchaus interessanten Aussprüchen garniert:

1. Entropie ist ein Maß für die Unvorhersehbarkeit,

2. Entropie = 0, verschwindende Entropie, bedeutet, dass etwas vollständig vorhersehbar ist,

3. Experimente am absoluten Nullpunkt sind überflüssig, da das Ergebnis völlig voraussehbar sei,

4. Entropy is information we don't have.

Entropie ist im strengen Sinne eine physikalische Größe, von der manchmal behauptet wird, sie könne nur auf Gleichgewichstssysteme angewendet werden. Diese Behauptung ist nicht richtig. Ein abgeschlossenes, im Gleichgewicht befindliches System ist durch konstante Entropie definiert: $S = const$, die Änderung $\Delta S = 0$. Wenn ein System nicht im Gleichgewicht ist, dann steigt seine Entropie an – sie verringert sich nur bei einem Energieaustausch mit der Umgebung. Die Entropieumsätze können durch Zeitabhängigkeit der Größen Druck und Temperatur beschrieben werden.

Das Leben steht nach Abschnitt 5.8 in einem dynamischen, d.h. zeitlich variablen Gleichgewicht. Das bedeutet nach PRIGOGINE, dass sich ein solches System zeitweilig auch weit weg vom thermodynamischen Gleichgewicht befinden kann. Ein schönes Beispiel findet man in Wikipedia. Gibt man Lipide, also die Bausteine der Biomembranen, in Wasser, so bilden sich spontan geschlossene Membranstrukturen. Da der Prozess spontan abläuft, muss die Entropie steigen. Dies ist auf den ersten Blick verwirrend, da die Entropie meistens dafür verantwortlich ist, dass sich Substanzen vermischen (Mischungsentropie). Die Entropiezunahme liegt in einer besonderen Eigenschaft des Wassers begründet. Es bildet zwischen den einzelnen Wassermolekülen Wasserstoffbrückenbindungen aus, die ständig fluktuieren und somit einen hohen Beitrag zur Entropie des Wassers leisten. Um die langen Fettsäureketten der Lipide entsteht bei Lösung in Wasser ein größerer Bereich, in dem keine Wasserstoffbrückenbindungen mehr gebildet werden können. In den Bereichen um die Fettsäureketten herum fehlt der Entropiebeitrag der Wasserstoffbrücken, so dass die Entropie insgesamt abnimmt. Diese Abnahme ist erheblich größer als die durch das bloße Vermischen des Wassers und des Lipids zu erwartende Zunahme. Wenn sich die Fettsäureketten zusammenlagern, können mehr Wasserstoffbrücken gebildet werden, und die Entropie steigt. Man könnte dies auch so formulieren, dass die Fähigkeit des Wassers, fluktuierende Wasserstoffbrücken zu bilden, die Lipide aus der Lösung treibt. Letztlich ist diese Eigenschaft auch mit für die schlechte Löslichkeit vieler biologischer Substanzen verantwortlich. Manche Substanzen stören nämlich die Bildung von Wasserstoffbrücken.

Auch in der Quantentheorie spielt die Entropie eine große Rolle. Da in dieser die Statistik etwas anders aussieht als in der klassischen Physik, muss die Entropie etwas anders definiert werden.

Quant und *Quantisierung* sind physikalische Begriffe. Beide Begriffe werden auch anders als in der Physik verwendet. So ist das physikalische Quant durch die PLANCK'sche Konstante gegeben. Trotzdem werden heute auch große Mengen verschiedener Objekte als Quant bezeichnet. Der Ausdruck Quantensprung bezeichnet in der Physik den Übergang von einem Energieniveau, einer Elektronenschale, zu einem anderen Niveau. Es ist in der Größe von eV. Manche Politiker verstehen jedoch unter einem Quantensprung einen großen Fortschritt ihrer Politik.

Der Einfluss der Quantentheorie auf biologisches Geschehen hat SCHRÖDINGER sehr klar formuliert: „...., dass meiner Meinung nach und entgegengesetzt der von verschiedener Seite her aufrechterhaltenen Auffassung Quantenindeterminiertheit (Quanteneffekte) keine biologisch wesentliche Rolle spielt". Auch SATINOVER verweist auf den Größenunterschied eines der Quantentheorie unterworfenen Atoms (10^{-8} cm) und der kleinsten Teile einer Zelle (10^{-5} cm). Es ist ihm auch unvorstellbar (p 159), dass die Körpertemperatur des Menschen von 37 °C nicht alle Quanteneffekte zerstören würde.

„Das Glück deines Lebens wird bestimmt
von der Beschaffenheit deiner Gedanken"
(Marc Aurel, 121 – 180)

„Ich denke, also bin ich"
(Descartes, 1596 – 1650)

„Bewusstsein ist das,
wodurch die Existenz des Universums erkannt wird"
(R. Penrose)

10 Bewusstsein, Denken, Fühlen, Ethik und Werte

In den bisherigen physikalischen und biologischen Ausführungen blieben vielleicht einige naturwissenschaftliche und philosophische Bereiche offen: Wie entsteht das Bewusstsein, wie arbeiten das Gedächtnis und das Denken, gibt es einen freien Willen und können Ethik und Werte naturwissenschaftlich erklärt und begründet werden? Wir wollen uns nun mit diesen durch die heutige Naturwissenschaft und durch die Neurobiologie nur zum Teil geklärten Fragen beschäftigen.

10.1 Die physikalische Grundlage des Bewusstseins

Das Wissen von der eigenen Existenz kann man als *Bewusstsein* bezeichnen. Nach allem bisherigen naturwissenschaftlichen Wissen ist diese Erfahrung an das Vorhanden-

sein gesunder lebender Gehirnzellen gebunden. SCHRÖDIN-
GER definiert das „Ich", das Bewusstsein, als die Summe der
gesammelten Erfahrungen. Diese sind dann im Gedächtnis
aufbewahrt und beruhen daher wieder auf den Neuronen
des Gehirns. Mit der Meinung, dass ohne ein Gedächtnis
ein Bewusstsein nicht möglich ist, scheinen viele Autoren
übereinzustimmen. PERT definiert umgekehrt den eigenen
Körper als das Unterbewusstsein und meint, dies gäbe eine Möglichkeit, durch Worttherapie Krankheiten zu heilen.
An anderer Stelle (p 117 bei PERT) definiert sie Bewusstsein als die Summe aller aufgenommenen Informationen, die
Empfindungen und Gefühle betrafen.

Noch weiter gehen die Vermutungen von LIPTON, der die
Ansicht vertritt, dass die Gedanken die *Gene* steuern und
den genetischen Code verändern. Diese Meinung wird allerdings von anderen Fachleuten nicht geteilt. Einer von ihnen
gibt in einer Besprechung des Buches von LIPTON den Rat:
„Schmeißen sie das Buch in die Ecke". Ähnlich wird PEAR-
CE beurteilt. Dieser Autor vertritt die Meinung, dass der
Mensch fünf Gehirne besitzt, wobei das nach der Evolution
jüngste, das vierte Gehirn sich im Schädel, und das fünfte
Gehirn im Herzen befände. Die dynamische Wechselwirkung
zwischen dem Gehirn, dem Intellekt und dem Herzgehirn, in
welchem sich der Geist („spirit") befinde, ermögliche Zugang
zur *Transzendenz*. Diese sei für den Menschen sein biologisches Ziel.

Ähnliche Gedanken findet man bei dem Psychiater und
Theologen SATINOVER. Er vertritt die Hypothese, das mensch-
liche Gehirn sei in der Lage, typische Quanteneffekte vom
Größenbereich der Atome bis zu den Neutronen und noch

weiter auszunützen und zu verstärken. Das Gehirn sei eine massive quantentheoretische Gesamtheit. Dabei würden während der Zeitspanne von 1/40 Sekunde etwa 20.000 Neuronen einen quantentheoretischen Überlagerungszustand bilden. Daraus wird der Schluss gezogen, dass alle beteiligten Teilchen sich so wie eine einheitliche, geschlossene „gigantische Quantengesamtheit" verhalten würden – die einzelnen Materiewellen würden durch Überlagerung eine einzige große Welle bilden. Der Autor gibt allerdings zu, dass derartige Überlagerungen von Materiewellen im makroskopischen Maßstab niemals beobachtet wurden.

Auch STAPP, der das Bewusstsein als Quanteneffekt erklären möchte, muss zugeben, dass die Energiebeträge, die bei der Erregung einer *Synapse* einer Gehirnzelle umgesetzt werden, sehr klein sind und dass der Erregungsvorgang schon allein durch die klassische Physik beschrieben werden könne. SPITZER verweist darauf, dass Wahrnehmungs- und Denkvorgänge im Gehirn durch flüchtige, nur wenige Millisekunden dauernde elektrische Aktivierungsspannungen an den Gehirnzellen hervorgerufen werden. Kommen gleichwertige Aktivierungen häufig vor, so werden die Synapsen, d.h. die Nervenverbindungen zwischen den Gehirnzellen verstärkt. Diese Strukturisierung des Gehirns durch Erfahrung sorgt für die Verfestigung des betreffenden geistigen Inhaltes, Wiederholung ist daher die Mutter allen Studierens und Lernens. Die inneren Verbindungen der Gehirnzellen zu einer Gesamtheit sind rein klassisch zu verstehen und gehen nicht auf Quantenüberlagerungen zurück. Nimmt man an, dass die Anzahl der Gehirnzellen (*Neuronen*) 10^{10} beträgt und dass jedes Neuron mit mindestens 10^4 anderen Neuronen in nervlicher Verbindung steht, so erhält man 10^{14} Nervenverbindungen für die Bewahrung von äußeren Eindrücken. In der Informatik würde man sagen, dass das Gedächtnis (memory) des menschlichen Gehirns ein Verarbeitungsvermögen von 100 Megabytes pro Sekunde hat. (Wie langsam sind dagegen die Telefonleitungen mit einer Übertragungsrate von 8 kByte bei ISDN-Telefonie).

Im Gegensatz zu den oft durch Ideologien oder Esoterik bestimmten Ansichten von Nichtphysikern über die Rolle der Quantentheorie in der Biologie soll festgehalten werden: SCHRÖDINGER stellt fest:

„Entgegen der von verschiedener Seite her aufrechterhaltenen Auffassung spielt die *Quantenindeterminiertheit* keine biologisch wesentliche Rolle".

Einen ähnlichen Standpunkt nimmt TUSZINSKI in seinem Buch „The Emerging Physics of Consciousness" ein. Er findet, dass das Bewusstsein durch die Gesamtheit der Gehirnzellen in klassischer physikalischer Weise völlig beschrieben werden kann. Interessant ist dabei, dass alle Moleküle des menschlichen Gehirns alle paar Monate erneuert werden — das Bewusstsein, die Ich–Identität, die in den Zellen festgehalten wird, ändert sich jedoch nicht.

Die Ansicht, dass das Bewusstsein klassisch physikalisch gedeutet werden kann, zeigen verschiedene Beispiele: Narkosemittel schalten das Bewusstsein chemisch aus, die elektrische Aktivität der Gehirnzellen kann berechnet und im *Enzephalogramm* (EEG) gemessen werden, wobei man 20 – 250 Volt/m misst. Auch die Frage, in wieweit die Quantentheorie eine Rolle spielt, wird eingehend behandelt. Um zu demonstrieren, wie man feststellen kann, ob die Quantentheorie zuständig sei, wird von TUSZINSKI die folgende Rechnung vorgeführt. Wenn die Länge λ der Materiewelle eines großen Objektes sehr klein ist gegenüber der Messgenauigkeit Δx, also $\lambda \ll \Delta x$, dann sind die Ergebnisse der Quantentheorie völlig übereinstimmend mit den klassischen Ergebnissen. Schließlich muss auch bedacht werden, dass ein Quantenzustand innerhalb extrem kurzer Zeit (10^{-20} sec) in den korrespondierenden klassischen Zustand übergeht.

DAMASIO betont, dass Gehirn und Körper über biochemische und neuronale Schaltkreise in enger Verbindung stehen: Körper und Gehirn bilden zusammen eine unauflösliche Einheit: das Bewusstsein. Der *„Geist"*, das Bewusstsein, entsteht aus der Aktivität der neuralen Schaltkreise. Der biologische Zustand des „Selbst" kann nur in einem wachen Körper eintreten. Er findet sich in den „Einprägungen" der Neuronen, aber auch im Gedächtnis und im Bewusstsein der nach dem Tod des Einzelnen noch lebenden Personen. Ein Gedicht von SCHRÖDINGER gibt Trost. Es findet sich auf seinem Grab in Alpbach:

„Was ist, ist nicht, weil wir es fühlen

Und ist nicht nicht, weil wir es nicht mehr fühlen.

Weil es besteht, sind wir und sind so dauernd.

So ist denn alles Sein ein einzig Sein.

Und daß es weiter ist, wenn einer stirbt, sagt dir,

Daß er nicht aufgehört zu sein."

10.2 Eine Quantentheorie des Gedächtnisses?

Als Erster dürfte FÖRSTER in der ersten Hälfte des vorigen Jahrhunderts die Idee gehabt haben, die Quantentheorie mit Vorstellungen über das Gedächtnis zu verknüpfen. Er bezeichnete den in einem Neuron festgehaltenen Gedächtnisinhalt in Analogie zum Worte Gen als *Mem*. Darunter verstand FÖRSTER den angeregten Quantenzustand eines Großmoleküls. Mit der Annahme, dass ein solcher Quantenzustand und damit auch Gedächtnisinhalte $N(t)$ nach dem Zeitgesetz

$$N(t) = N_0 \exp(-\alpha t) \qquad (10.1)$$

verschwinden, gelingt es ihm, rein formal, durch Überlagerung von z.B. $i = 3$ solcher Gesetze eine Vergessensfunktion in der Form

$$N(t) = \sum_{i=1}^{3} N_{0i} \exp(-\alpha_i t) \qquad (10.2)$$

abzuleiten. Mit Hilfe der Ausgleichsrechnung bestimmt er dann rein formal die Konstanten N_{0i}, α_i so, dass er die aus der Psychologie wohl bekannte EBBINGHAUS – *Vergessensfunktion* durch (10.2) darstellen kann. Dies ist jedoch nur eine interessante Spielerei, ohne jegliche physikalische Beweiskraft. Die Annahme von FÖRSTER, dass eine Strukturierung des Gehirns durch Erfahrung (und Wiederholung) gefestigt wird, findet man jedoch auch wieder bei SPITZER.

Alle späteren Überlegungen, eine Quantentheorie des Gedächtnisses aufzubauen, führten jedoch von der Quantentheorie weg. So weist STAPP darauf hin, dass nach der Quantentheorie berechnete elektromagnetische Energieumsetzungen an Synapsen (10^{-24} erg) völlig zu vernachlässigen sind. Die dynamischen Prozesse in einer Synapse können rein klassisch gedeutet werden. *PET*-Untersuchungen bestätigen z.b., dass gewisse Gedächtnisinhalte lokalisiert werden können. Schweizer Wissenschaftern ist es sogar gelungen, mittels eines Elektromikroskopes nachzuweisen, dass bei Wiederholung desselben Gedächtnisinhaltes eine Gehirnzelle eine zweite Synapse ausbildet. Auf diese Weise entsteht durch wiederholte Stimulation das *Langzeitgedächtnis*.

10.3 Gibt es eine Physik der Denkprozesse?

Nach DAMASIO vollzieht sich das Denken in makroskopischen Vorstellungsbildern. Solche Vorstellungen können visuell, auditiv oder motorisch sein. Allerdings wird die Vernunft durch Empfindungen und Gefühle beeinflusst, vgl. den folgenden Abschnitt 10.4.

Physikalische Grundlage des Denkens ist zunächst die notwendige Sauerstoffzufuhr. Das Gehirn verbraucht 20% des gesamten Sauerstoffverbrauches eines ruhenden Menschen. Wesentlich ist weiters die Versorgung mit *Glucose* als Brennstoff. Setzt die Zufuhr von Sauerstoff oder von Glucose durch den Blutkreislauf nur einige Minuten aus (durch Schlaganfall, Herzinfarkt etc.), so kommt es zu schweren, manchmal irreparablen Gehirnschäden. Die dem Gehirn zugeführte Energie wird einerseits zur Proteinsynthese und andererseits zum Aufbau einer verschiedenen Ionenverteilung (K^+ Kalium, Na^+ Natrium) zwischen dem Inneren der Gehirnzellen und ihrer Umgebung verwendet. Diese Ionenverteilung erzeugt ein elektrisches Potential von etwa $70 - 90$

mV. Durch Zusammenbrüche dieser Potentiale entsteht ein
Nervenreiz, der sich über den Fortsatz (*Axon*) der Gehirnzelle bis ans Ende des Axons fortpflanzt. Dort am Ende sitzt
die *Synapse*, die der Synapse einer anderen Gehirnzelle ge-
genübersteht. Die Verständigung der Synapsen untereinander erfolgt durch chemische Botenstoffe, die aus der einen
Synapse austreten und durch den leeren Spalt zwischen den
Synapsen zur anderen Zelle hinüberwechseln. Solche chemische Botenstoffe (*Transmitter*) sind u.a. Glutamat, Adrenalin, Dopamin, Serotonin, Acetylcholin (ACTH).

Alle diese Vorgänge können durch elektronenmikroskо-
pische und andere bildgebende Verfahren sichtbar gemacht
werden. Wir können heute mit Hilfe von *Magnetresonanztomographie* (MRT) „beim Denken zuschauen". Mit der MRT
kann man den Stoffwechsel im Gehirn beobachten und so eine „Gehirnkarte" der lokalen Aktivität anfertigen. Da Neuronen, die elektrische Spannungen ausgleichen und dabei
einen höheren Sauerstoffverbrauch haben, fließt als Folge davon mehr Blut in aktive Gebiete. Das sauerstoffreichere Blut
enthält mehr rote Blutkörperchen und damit das mehr Eisen
enthaltende Hämoglobin. Es ist im Magnetfeld als MRT-
Signaländerung beobachtbar. Dabei kann auch festgestellt
werden, dass ein zweiter Sinneseindruck einen knapp vorher
vorausgegangenen auslöscht.

Man fand mit diesen Methoden auch heraus, dass das
Großhirn der Sitz von Bewusstsein, Intelligenz und Gedächtnis ist. Die linke Gehirnhälfte beheimatet das Sprachzen-
trum und das logische Denken. Die rechte Hälfte denkt etwas anders, ganzheitlich, in Bildern mit Gefühl und intuitiv. Eine andere Einteilung spricht von 4 wesentlichen Ge-

hirnlappen: 1. Stirnlappen (Bewusstsein), 2. Scheitellappen (Bewegung, Rechnen), 3. Schläfenlappen (Hören, Sehen; linke Gehirnhälfte: Sprachgedächtnis, rechte Hälfte: nichtverbales Gedächtnis) und 4. Hinterhauptlappen (Seele, Lesen, Erinnern; rechts mehr Gefühl, links der Verstand). Schon PLATO hat darauf hingewiesen, dass Geist, Denken, Fühlen mit dem Körper eine unauflösliche Einheit bilden. Daher ist es auch heute möglich, durch die Technik des *neurolinguistischen Programmierens* (*NLP*) die eigene Vorstellungskraft zu verbessern. Auch mit Problemen und Gefühlen lernt man besser umzugehen.

Viele dieser Erkenntnisse über Lokalisierung von Aktivitäten werden von medizinischer Seite bestätigt. So führt z.b. eine spezielle lokale Verletzung des Gehirns zu einem völligen Gefühlsmangel (DAMASIO).

Kreativität schließlich entstehe aus vielen kleinen Einfällen, viel Fleiß und immer wiederholte, ja sogar im Schlaf oder Traum halbbewusste Eindrücke. So ist in der Chemie bekannt, dass der Chemiker KEKULÉ im Traum oder im Halbschlaf plötzlich nach jahrzehntelangem Mühen die Strukturformel, d.h. die räumliche Anordnung der Atome im Benzol (C_6H_6) gefunden hat.

10.4 Hatte Descartes Recht?

Der Philosoph und Mathematiker DESCARTES (1596 – 1650) hatte durch Jahrhunderte einen bis heute reichenden Einfluss auf das abendländische Denken. Seine mathematischen Leistungen wie die Erfindung der nach ihm benannten cartesischen Koordinaten oder die Lösung von Gleichungen vier-

ten Grades sollen hier außer Betracht bleiben. Er machte
auch schon Experimente, konnte die Entstehung des Regen-
bogens erklären und versuchte, die Ergebnisse mathematisch
zu erfassen und zu verstehen. Er kann somit als Vorläufer
von GALILEI (1564 – 1642) bezeichnet werden.

Für das Weltbild vom Menschen und für die Medizin
sind jedoch zwei seiner Behauptungen von weitreichender
Bedeutung. Sein Ausspruch „Cogito ergo sum" (Ich denke,
also bin ich) kann heute nicht mehr akzeptiert werden. Obwohl DESCARTES wiederholt eine Mahnung zum kritischen
Denken ausspricht, hält er seinen berühmten Ausspruch für
so unbezweifelbar, „dass er außerhalb des kritischen Denkens
stehe und absolut wahr sei". Heute ist man dieser Meinung
nicht. DAMASIO weist durch zahlreiche medizinische Beobachtungen und Untersuchungen nach, dass es eher „Ich fühle,
also bin ich" heißen müsste. Schließlich sind Gefühle neuronale Ereignisse im Gehirn. Durch Schädigung des Gehirns
werde das soziale Verhalten gestört und auch neurochemi-
sche Stoffe, die als Transmitter zwischen den Synapsen wirken, beeinflussen das Sozialverhalten. Umgekehrt beeinflusst
das Gefühl der Trauer die Ausschüttung von Sexualhormon,
ja kann sogar ein Magengeschwür erzeugen, und Stress veranlasst die Überproduktion eines speziellen Peptids.

Eine andere Idee von DESCARTES war seine zweite Behauptung über Körper und Seele (Bewusstsein). Er nahm
an, dass es zwei völlig verschiedene „Substanzen", gäbe, Körper und Seele, die beide im menschlichen Körper vorhanden
seien („Dualismus") und in gegenseitiger Wechselwirkung
stünden. Diese Wechselwirkung sei nicht kausal. Insgesamt
sei ein lebender Organismus aber eine Art Maschine (eine

Auffassung, der auch SATINOVER zustimmt). Ort der Seele
sei die im Gehirn sitzende *Zirbeldrüse*. Die von DESCARTES
postulierte abgrundtiefe Trennung von Körper und Geist
hatte Folgen für die Medizin. Geist, Seele und Bewusstsein
waren damit Konzepte, mit denen die Medizin prinzipiell
nichts zu tun hatte. Sie habe nur den Körper zu reparieren (*Schulmedizin*). Heute weiß man aber, dass ein Eingehen
auf die Seele, Zuhören, Eingehen auf die Persönlichkeit des
Kranken zur Heilung beitragen kann (*Alternativmedizin*).
Diese Methoden sprechen ja vorwiegend die Gefühlsebene an
und setzen geistige Energien frei. So ist z.B. durch Experimente bekannt, dass 120 msec nach einem Reiz oder Gefühl-
seindruck im Gehirn schwache Ströme (2 mA) gemessen
werden können. Auch mit bildgebenden Verfahren (*PET*)
kann dies gezeigt werden. Daher werden auch *Gefühle* als
Wahrnehmung eines bestimmten Körperzustandes, als Fest-
stellung einer bestimmten Verfassung (Lust, Freude, Glücksgefühl) aufgefasst. Starke Gefühle können z.B. auch die elektrische Hautleitfähigkeit verändern (*Lügendetektor*).

Es scheint heute kaum mehr Zweifel daran zu geben, dass
DESCARTES in zweifacher Hinsicht Unrecht hatte.

10.5 Freier Wille durch die Quantentheorie?

Schon die Stoiker des Altertums hatten Bedenken, ob der
Mensch einen freien Willen hat. Sie schienen eher an eine göttliche *Vorbestimmung* des menschlichen Schicksals zu
glauben. Eine ähnliche Ansicht findet man in manchen Religionen. Im Calvinismus und im Islam (was ja Unterwerfung
unter Gottes Willen bedeutet) gibt es die Lehre der *Präde-*

stination: Das ganze Leben ist durch Gottes Wille vorher-
bestimmt und es bleibt kein Platz für eine *Willensfreiheit*.

Die Problematik wurde im 18. Jahrhundert von SAMUEL
JOHNSON mit den folgenden Worten charakterisiert:

„Alle Theorie spricht gegen die Freiheit des Willens –
und die gesamte Erfahrung dafür."

Woher kommt nun dieses Gefühl der freien Willensentscheidung? Was sagt die Naturwissenschaft dazu, kann vielleicht die Quantentheorie das Problem lösen?

SCHRÖDINGER, der Schöpfer der modernen Quantentheorie, meint hierzu, dass: „entgegen der von verschiedener Seite
her aufrechterhaltenen Auffassung Quantenindeterminiertheit … keine biologisch wesentliche Rolle spielt." Und in seinem Aufsatz über das Weltbild der Naturwissenschaft findet
er, dass „kein Platz sei für ein physisches Eingreifen des Be-
wusstseins in die Lenkung der Ereignisse". Auch EINSTEIN
ist ähnlicher Meinung: „Ein Gott, der belohnt und bestraft,
ist schon darum undenkbar, weil ein Mensch nach äußerer
und innerer gesetzlicher Notwendigkeit handelt, vom Standpunkt Gottes aus also nicht verantwortlich wäre". SCHO-
PENHAUER hat eine ähnliche Ansicht: „Unter Voraussetzung
der Willensfreiheit wäre jede menschliche Handlung ein un-
erklärliches Wunder, eine Wirkung ohne Ursache". Auch
PLANCK denkt ähnlich: „Von außen, objektiv betrachtet, ist
der Wille kausal gebunden, von innen, subjektiv betrachtet,
ist der Wille frei." Schließlich meint er auch: „Der Mensch
kann tun, was er will, aber nicht wollen, was er will."

Dass der Wille von physikalischen und chemischen Faktoren abhängt, beweist die moderne Chemie. Es gibt Substanzen, die einen ehrsamen Gentleman zum Kleptomanen

machen. Das Narkosemittel Pentothal erzeugt Willenlosigkeit und Gesprächigkeit über Dinge, die der Behandelte im Wachzustand niemals sagen würde. Nette, verträgliche Personen haben eine höhere Konzentration des Enzyms Monoaminoxidase, das seinerseits die Nervenbotenstoffe *Serotonin* (das „Glückshormon") und *Dopamin* ins richtige Verhältnis zueinander bringt. Auch die Ernährung scheint bei Gefühlen eine Rolle zu spielen. Die britische Organisation „Natural Justice" konnte durch Versuche in Gefängnissen beweisen, dass eine viele Vitamine, Spurenelemente und spezielle Fettsäuren enthaltende Nahrung zu deutlich weniger Tätlichkeiten und Gesetzesverstößen führt („*Twinkie-Effekt*"). Andererseits kann nach australischen Untersuchungen das in manchen Brotsorten enthaltene Konservierungsmittel Kalziumpropionat Stimmungsschwankungen, Schlafstörungen, Muskelkrämpfe und Unaufmerksamkeit erzeugen. Sind also ethische Anschauungen und Willensfreiheit abhängig von chemischen Substanzen?

So manche Ergebnisse der modernen biochemisch-neurobiologischen Forschung deuten darauf hin, dass Charaktere, Temperament, ja auch ethische Werte von der chemischen Struktur des menschlichen Körpers abhängen. Chemische Botenstoffe und Hormone spielen bei physiologischen und psychologischen Reaktionen eine große Rolle. Das das Gehirn jung erhaltende *Adrenalin* („Energiehormon") steuert Wut und Temperament.

Wie steht es aber dann bei einem durch einen Wutausbruch verursachten Totschlag? Ist ein solcher Mensch zu bestrafen? SCHRÖDINGER sagte dazu, dass sich der Verurteilte damit trösten möge, dass auch der verurteilende Richter nicht frei ist und nicht anders kann. Ein Gefängnis ist aber auch ein Mittel, die Gesellschaft zumindest zeitweilig vor Tätern zu schützen.

Moderne medizinische Erfahrungen bestätigen den Zusammenhang zwischen Gehirn und Willensentscheidungen. Nach schweren Gehirnverletzungen kann völliger Verlust moralischer Prinzipien und der Entscheidungsfähigkeit (Patient Gage bei Damasio) eintreten. Werden Gehirnpartien geschädigt, die mit dem Wissen über die Außenwelt befasst sind, so führt das mangelnde Wissen über die Außenwelt zu falschen oder fehlenden Entscheidungen.

Die oft vorgebrachte Meinung, dass die Probleme des freien Willens doch durch die Quantentheorie gelöst werden könnten, hat schon PHILIPP FRANK (1884 – 1966), ein Physiker und Mitglied des philosophischen Wiener Kreises, bekämpft. Die Quantentheorie würde seiner Meinung nach zu einem falschen Weltbild und zu metaphysisch–mystischen Deutungen der Physik führen. Die Quantentheorie als Erklärungsmodell für den freien Willen stürze die Physik in eine Krise, und die Philosophie wende sich von der Wissenschaft ab.

Tatächlich herrscht heute allgemein die Ansicht vor, dass ein freier Wille durch eine Akausalität im Atomgeschehen nicht untermauert werden könne. Immer wieder wurden auch Scheinlösungen versucht, so die Idee, dass quantentheoretische Aktivitäten „verstärkt" und damit makroskopisch im Sinne eines freien Willens wirksam werden könnten. Diese Ideen wurden nicht nur durch Werke von ROGER PENROSE in den 1990-er Jahren nochmals aufgegriffen, sondern auch karikiert. So schreibt HASSENSTEIN:

„Ein Wirkungsquant fliegt durch das Dorf,
es sucht das Hirn des Herrn von Korf.
Es findet dort in dem Gewühl
ein ganz bestimmtes Molekül.
Von Korf ist grad in schwerer Not:
‚Eß Wurst ich oder Käsebrot?'
Das Quant, das wirft sich in die Brust:
‚Du glaubst, du willst! Allein: Du mußt!
Nie kannst die Freiheit du erringen.
Doch ich bin frei und kann dich zwingen!'
Elektron ‚9' sprach: ‚Spring' mich doch!'
Das Quant: ‚Ich überleg's mir noch.'
Dann hat durch es Elektron ‚8'
'nen akausalen Sprung gemacht.
Von Korf nahm daraufhin spontan
die Wurst und fing zu essen an
und nahm die Sache ganz im Stillen
das als Beweis für freien Willen.
Dem Quant hat das den Rest gegeben:
Freiwillig schied es aus dem Leben."

Tatsächlich wurde im Jahr 1943 gezeigt, dass Lebewesen, die dem Zufall ausgeliefert wären, überhaupt nicht lebensfähig wären. Man muss vielmehr umgekehrt annehmen,
dass hochorganisierte komplexe Lebewesen nur durch große
Zuverlässigkeit ihrer Steuerung überhaupt lebensfähig sind.
Würde physikalische Akausalität wirklich eine wesentliche
Rolle spielen, so müsste sie diese Ordnung stören und wäre
verhängnisvoll. Sie kann demnach erst recht nicht das Wesentliche an der biologischen Steuerung sein. Experimente

und medizinische Beobachtungen stützen diese Ansichten.
Der Psychologe WEGNER von der Harvard Universität
erklärt hierzu, dass „unsere Erfahrung eine Handlung ge-
wollt zu haben, nicht beweist, dass der Wille diese Handlung
selbst verursacht hat." Der Neurologe LIBET klärte den Zusammenhang zwischen Willensentschluss und Durchführung
auf. Er hat in den achtziger Jahren des 20. Jahrhunderts psychologische Experimente durchgeführt und damit gezeigt, dass
das messbare elektrische Bereitschaftspotential nicht nur der
Handlung, sondern auch dem bewusst erlebten Entschluss, die Handlung auszuführen, vorausgeht. Untersucht
wurden einfache spontane Handlungen wie das Krümmen
eines Fingers oder das Beugen des Handgelenks. Die Versuchspersonen erhielten die Anweisung, sich anhand eines
rotierenden Zeigers den Zeitpunkt zu merken, zu dem sie
den Entschluss zur Ausführung der Handlung gefasst hatten. Das *Bereitschaftspotential* war jedoch mehrere hundert
Millisekunden vor dem von den Versuchspersonen angegebe-
nen Zeitpunkt messbar.

Daraus kann man schließen, dass der Entschluss, und in
weiterer Folge die Handlung selbst, durch neuronale Prozesse,
die der handelnden Person selbst nicht bewusst sind, de-
terminiert sind. Dieser Schluss ist zwar plausibel, zwingend
ist er aber natürlich nicht. LIBET selbst glaubt, dass das
Bewusstsein zumindest ein Veto gegen die Ausführung der
Handlung einlegen kann. Tatsächlich haben im Herbst 2007
Forscher des Max Planck Institutes für Gehirnforschung nachweisen können, dass es im Hirn ein Zentrum für *Selbstkon-
trolle* gibt. Dieses könne Entscheidungen kurz verzögern.
Damit scheint erklärt zu sein, warum manche Menschen schnell

handeln, andere aber kurz zögern. – Es gibt aber auch noch andere offene Probleme im Zusammenhang mit der Interpretation der Experimente. Unter anderem leidet ihre Aussagekraft darunter, dass der Entschluss mit dem Bewusstwerden des Entschlusses identifiziert wird. Anders ausgedrückt: Die Versuchspersonen gaben den Zeitpunkt an, zu dem sie ihre Absicht, die Handlung auszuführen, bemerkten. Die Absicht selbst, der Entschluss, könnte aber schon vorher dagewesen sein.

Dieser Zusammenhang zwischen einem Gedanken, einer Willensentscheidung, und der darauf folgenden Handlung führte zur Frage, wie groß ist wohl die Zeitspanne zwischen dem durch elektroenzephalographische Untersuchung feststellbaren Zeitpunkt, den Entschluss zu fassen, den Finger zu krümmen und jenem Zeitpunkt, an dem die für die Motorik zuständigen Hirnteile die Krümmung durchführen. Es ergab sich, dass die Motorik etwa eine halbe Sekunde früher in Aktion tritt, bevor sie ins Bewusstsein tritt. In jenem Moment, an dem ich eine bewusste Entscheidung treffe, hat offenbar mein Gehirn diese Entscheidung schon kurze Zeit vor mir getroffen. Der Wille ist also nur eine Nebenerscheinung, die in einer längeren Kausalkette über Nervenzellen und Synapsen zustande kommt. Durch psychologische Versuche von WEGNER wurden diese Resultate bestätigt. Die Illusionen einer willentlichen Handlung entstehen NACHHER als Nebeneffekt. Wolf SINGER, der Direktor des Max-Planck-Instituts für Gehirnforschung, formuliert dies so: „Das, was wir als freie Entscheidung erfahren, ist nichts als eine nachträgliche Begründung von Zustandsveränderungen, die ohnehin erfolgt wären." Oder um es mit dem Bremer Gehirnforscher

Gerhard ROTH zu sagen: „Die Entthronung des Menschen als freies denkendes Wesen ist der Endpunkt, den wir erreichen.... Ich glaube, spätestens in zehn Jahren hat sich die Einsicht durchgesetzt, dass es Freiheit etwa im Sinne einer subjektiven *Schuldfähigkeit* nicht gibt".

Allerdings muss zugegeben werden, dass Willensentscheidungen, die nicht zu motorischen Aktivitäten führen, nicht so leicht in dieses Schema hineinpassen: Berufswahl, die Entscheidung ein Verbrechen zu begehen, werden zwar auch manchmal sehr schnell getroffen, aber die entsprechende Motorik kann nicht experimentell nachgewiesen werden.

Man weiß heute, dass die sogenannten rationalen *Entscheidungen* stark, vielleicht sogar gänzlich, „aus dem Bauch heraus", d. h. von den Gefühlen, von der bisherigen Lebenserfahrung, von der eigenen Werteskala, gesteuert werden. „Wir sind nicht frei, denn nicht wir entscheiden, sondern unser Gehirn entscheidet für uns, etwa dreihundert bis vierhundert Millisekunden, bevor wir das Gefühl haben, uns jetzt gerade zu entscheiden". Auch Gene steuern das menschliche Verhalten und widerlegen die Theorie einer freien Willensbildung. Auf dem X-Chromosom sitzt ein Gen, das ein Enzym steuert, welches wieder über das *Serotonin* die Aggressivität beim Menschen steuert. Männer besitzen nur ein X-Chromosom, bei Frauen kann durch ihr zweites X-Chromosom der Gendefekt ausgeglichen werden. Männer mit dem einen speziellen defekten Gen neigen daher zur Kriminalität und Kleinkindermisshandlung.

Selbst SATINOVER, dessen Buch The Quantum Brain eine Quantentheorie des Gedächtnisses und des Willens vorschlägt, stellt im ersten Teil (p 113 u.a.) fest, dass das menschliche Gehirn wie ein selbstorganisierender *Computer* arbeitet, der sich selbst lehrt und durch Erfahrung lernt.

Allerdings lehnen viele Fachleute aus den hier genannten Gründen die Idee ab, dass das menschliche Gehirn durch Quanteneffekte bestimmt sei.

> „The rules of morality are not conclusions of our reason"
> (D. HUME)

10.6 Ethik und Werte

Wenn Werte bei den sogenannten Willensentscheidungen eine Rolle spielen, dann ist es interessant zu untersuchen, wie diese Werte entstehen. Eine Möglichkeit ist die Aufprägung durch eine Person oder Organisation, z.B. einer Religion. Auch gab es zu allen Zeiten, von 500 v.Chr. bis zu NIETZSCHE und RUSSEL (1970) von der Philosophie aufgestellte Regeln. Diese Möglichkeiten sollen hier außer Betracht bleiben. Auch weist HAUSER darauf hin, dass die verschiedenen Religionen stark verschiedene ethische Vorschriften geben. Es ist daher von Interesse, ob es eine natürliche Ethik geben kann, die den Lebewesen Werte vorgeben kann. So weist DAMASIO darauf hin, dass schließlich ethisches Verhalten eine Untergruppe des *sozialen Verhaltens* ist. Ein solches soziales Verhalten wurde durch Beobachtungen nicht nur beim Menschen, sondern auch bei Vögeln (Raben) und Säugetieren (Schimpansen, Wölfen) nachgewiesen. Auch Tiere zeigen Mitgefühl und haben auch Strafmaßnahmen für Betrüger oder Diebe bei der Nahrungssuche entwickelt. Affen können sogar auf die eigene Nahrung verzichten, wenn sie gelernt haben, dass das Öffnen der Nahrungsbehälter einem anderen Affen Schmerz zufügt. Schimpansen eilen einem angegriffenen Gruppenmitglied zu Hilfe. Im Juni 2007 berichteten Forscher des Max-Planck-Institutes für Evolutionäre Anthropologie in Leipzig, dass Schimpansen nicht nur gegenüber Artgenossen, sondern auch dem Menschen gegenüber *Hilfsbereitschaft* zeigten. Affen und Kleinkinder helfen einander, ohne Belohnung zu erwarten. Hilfsbereitschaft scheint ein wichtiger Faktor der Evolution zu sein. Sozial lebende Tierarten scheinen einen Selektionsvorteil zu haben.

FRANS DE WAAL hat in eindrucksvoller Weise die Entwicklung sozialer Verhaltensregeln unter Affen vom Standpunkt der Evolution beschrieben. Ist altruistisches Verhalten für ein Individuum vom Standpunkt der Evolution sinnvoll und erklärbar? Liegt in solchem Verhalten der Ursprung von Gefühl für Unrecht und Recht? Die Moral wird aus dem Geist der Gruppe geboren. Das Gefühl für richtiges oder falsches Verhalten ist tief in der Evolution verwurzelt. Ähnliche Gedanken finden sich bei HAID. Entscheidungen und Handlungen des Menchen, die die Entwicklung der Menschen fördern, stünden mit der Entwicklung des Universums und der Evolution in Einklang. Die evolutionäre Psychologie versucht ebenfalls, menschliches Verhalten evolutionär zu erklären. Umweltbedingungen beeinflussen das moralische Verhalten.

Auch mit den physikalischen Methoden der Bildgebung kann dieses Verhalten nachgewiesen werden. Wenn Menschen beobachten, dass ein anderer Mensch leidet, dann werden in seinem Gehirn gerade jene Gebiete aktiviert, die im

Anderen für sein Leiden in dessen Gehirn zuständig sind (*Spiegelneuronen*). Wenn eine feinfühlige Mutter ein Kind schwankend und sich anklammernd in großer Höhe auf einem Gerüst sieht, so kann sie selbst schwindlig werden. Egoistische Gene sollen altruistisches Verhalten verursachen (DAWKINS).

Ethische Entscheidungen fallen nach der eigenen Werteskala. Diese Entscheidungen erfolgen rascher als die rationalen. PASCAL hat dies so ausgedrückt: „Das Herz hat Gründe, von denen der Verstand nichts weiss". Auch BUDDHA meint, dass Entscheidungen nach unserer Werteskala, nach unserer Persönlichkeitsstruktur, unserem Gewissen fallen (DALAI LAMA). Ab etwa dem 11. Lebensjahr entwickeln Kinder selbst ein Interesse für Verhaltensregeln, diskutieren darüber und einigen sich schließlich (SPITZER).

Zahlreiche Argumente dafür, dass die Ethik (und damit die individuelle Werteskala) durch von der Evolution bedingte gesellschaftliche, biologische und psychologische Umstände hervorgebracht wurde, findet man bei HAUSER. Werden Werte vielleicht durch den Hormonspiegel bestimmt? Beobachtungen an Affen deuten darauf hin (p 348). Offenbar sind Werte auch durch die Gene bestimmt (p 420). Manche Wissenschaftler wieder meinen, dass die ethischen Werte durch die Religionen festgelegt werden – vor Jahrhunderten deckten sich in Europa die Begriffe „*Moral*" und „*Religion*" (p 421, 422). Auch heute noch ist „the marriage between morality and religion not only forced, but unnecessary, crying out for a divorce".

In verschiedenen Religionen gibt es aber eine verschiedene Moral – man denke an die „*Ehrenmorde*" im Islam, die

angeblich religiös motivierte genitale Verstümmelung junger
Frauen in Ägypten und im Sudan!

Vom Traum einer *Weltethik* des Theologen KÜNG ist
man heute wohl noch sehr weit entfernt. Derartige Versuche von Theologen, sich im Gebiet der Naturwissenschaft
zu profilieren, gehen leider fehl. In den Büchern von KÜNG
finden sich mehrfache Oberflächlichkeiten und Fehler. Ein
naturwissenschaftlich und durch die Aufklärung gebildeter
Mensch kann sehr wohl ohne Religionen einen Sinn des Lebens finden.

„I am convinced that a vivid consciousness of the pri-
mary importance of moral principles for the betterment and
ennoblement of life does not need the idea of a law-giver,
especially a law-giver who works on the basis of reward and
punishment" (A. EINSTEIN).

Wenn aber angeblich ein göttlicher Gesetzgeber ethische
Regeln vorgibt, dann kann der Traum von KÜNG nie in
Erfüllung gehen. Was in der einen Religion eine Todsünde
ist, wie etwa das Töten eines Menschen, kann in der Ausle-
gung einer anderen Religion als Ehrenmord oder Selbstmord
lobenswert sein.

Literatur

Alpach, Summerschool, Austria, Astrobiology, Juli 2007. Austrian Research Promotion Agency, 1090 Wien, Sensengasse 1; Austrian Aeronautics and Space Agency; European Astrobiology Network Association, http://www.spaceflight.esa.int/exobio

Anglesey, D., A Survival Guide and Cook Book, Front Porch Productions, USA, 2002

Armstrong, D., The Mind-Body Problem, Oxford, 1999

Bartke, A., Extending the Lifespan of Long-Lived Mice, Nature 414 (2001), p 412

Béliveau, R., Gingras, D., Krebszellen mögen keine Himbeeren. Nahrungsmittel gegen Krebs, Verlag Kösel, München, 2007

Bender, D., Pippig, E., Einheiten, Maßsysteme, Akademie Verlag, Berlin, 1973

Bibel, Die, Katholisches Bibelwerk, Stuttgart, 1996, Genesis 1,9

Briggs, John; Peat, David F., Die Entdeckung des Chaos, München, Hanser. Consciousness Studies 2, (1990), 200-219

Cap, C.H., Theoretische Grundlagen der Informatik, Springer, Wien, 1993

Cap, F., Physik und Technik der Atomreaktoren, Springer, Wien, 1957
Zum Problem der Aktinidengruppe, Experientia 6, Nr 8 (1950), 291-294;
Die Chromosomenkarte der Fruchtfliege, Maturaarbeit

Energieversorgung, Probleme und Ressourcen, Teubner, Stuttgart, 1981 (S. 95ff);

Energie und die Arbeitsfähigkeit von Kraftwerken, Öst. Z.f. Energiewesen, 34 (1981), Nr 2, 43-44;

Ein Ende der Religionen? Naturwissenschaftliche und religiöse Weltbilder, Studienverlag, Innsbruck, 3. erweiterte Auflage 2005;

Glaube und Religion aus der Sicht eines Naturwissenschaftlers, LIT Verlag, Wien, 2.Auflage, 2007;

Mathematical Methods in Physics and Engineering with Mathematica, Chapman & Hall/CRC, Boca Raton, Florida, 2003;

Lehrbuch der Plasmaphysik und Magnetohydrodynamik, Wien, Springer, 1994;

Was geschah in Tschernobyl? Öst.Z.f.Elektrizitätswirtschaft, 39, Nr 6 (1986) p 89-93;

Kein Unfall, sondern Sabotageakt, Die Furche, Nr 17 vom 26.4.2001;

Medizinische Maßnahmen bei Kernunfällen, ima, internat.mediziner arbeitsgemeinschaft, Nr 1, 1989, p 8-10;

Vortrag 16.11.1985, Nuklearmed. Klinik, Innsbruck

Chromosomen-Bilder findet man in
http://www.ensemble.org/Homo_sapiens/index.html

Damasio, A., Descartes' Irrtum. Fühlen, Denken und das menschliche Gehirn, Deutscher Taschenbuch Verlag, München, 1997;

Der Spinoza-Effekt. Wie Gefühle unser Leben bestimmen, List, Berlin, 2006

Darwin, C., Über die Entstehung der Arten, 1859

Dawkins, R., River Out of Eden: A Darwinian View of Life, Basic Books, New York, 1955; The God Delusion, Houghton Mifflin, New York; Das egoistische Gen, Spektrum Akademischer Verlag, 2006

Devi, Indra, Yoga für Sie, A.Müller, Stuttgart oder Ariston Verlag, 1992

Eberhard-Metzger, C., Die Gene, Tessloff Verlag, Nürnberg, 2001

Ebert, H., Physikalisches Taschenbuch, Vieweg, Braunschweig, 1957

Eder, G., Quantenmechanik, Bibliograph.Institut, Mannheim, 1968

Eichenlaub, J., Die zweite Hälfte des Lebens, A.Müller Verlag, Zürich, 1967

Eigen, M., Schuster, P., The Hypercycle: A Principle of Natural Self-Organization, Springer, Berlin, 1979

Elmadfa, I., et al, GU Kompass Nährwerte, Deutsche Gesellschaft für Ernährung, 1991

Fachverband der chemischen Industrie Österreichs, Umweltchemie von A–Z, Literas-Universitätsverlag Wien, 1991, Nitrosamine, in Wikipedia oder http://www.vis.bayern.de/ernaehrung/fachinformati onen/ verbraucherschutz/unerwünschte_stoffe/nitros amine.html, siehe auch p 474 in Lehninger

Förster, H., Das Gedächtnis. Eine quantenphysikalische Untersuchung, Wien, Deuticke, 1948

Friesenwinkel, H., Mineralstoffe, Knaur Ratgeber, München, 2005

Fuhrman, J., Eat to Live, The Revolutionary Formula for fast and sustained Weight Loss, Little, Brown and Co, New York, 2002

Fukuyama, F., Das Ende der Geschichte: wo stehen wir? München, 1992

Genom, Das, des Menschen ist im Internet frei zugänglich, www.ensemble.org/Homo_sapiens; www.gene.ucl.ac.uk/hugo; ftp://ftp.ensemble.org/pub/current_homo_sapiens/data/fasta/dna

Gennaro, A., Foundations and Interpretation of Quantum Mechanics, World Scientific, 2000

Grey, Aubrey, Ray, Michael, Ending Aging. The Rejuvenation Breakthrough That Could Reverse Human Aging in Our Lifetime, B&T Publisher, September 2007

Haid, J., Zeitalter der Freude. Im Einklang mit der Evolution, Asama, Chur, 1995

Haken, H., Synergetics, Springer, Berlin, 1978

Hardie, D., Balancing Cellular Energy, Science, 315, vom 23.3.2007

Hassenstein, B., Willensfreiheit und Verantwortlichkeit, Freiburger Vorlesungen zur Biologie des Menschen, Quelle & Meyer, Heidelberg

Hauser, M., Moral Minds. How Nature Designed Our Universal Sense of Right and Wrong, Harper Collins, New York, 2006

Huber, J., Buchacher, R., Das Ende des Alterns, Econ, Berlin, 2005

Hughes, D., Rose, A., Microbes and Biological Productivity, Cambridge University Press, Cambridge, 1971

Kane, Robert, The Significance of Free Will, New York, Oxford University Press, 1996

Kaufmann, H., Grundlagen der organischen Chemie, Birkhäuser, Basel, 1988 (8. Auflage)

Kirkwood, T., Zeit unseres Lebens, Warum Altern biologisch unnötig ist, Berlin, 2000

Kornhuber, Hans H., Hirnpotentialänderungen bei Willkürbewegungen und passiven Bewegungen des Menschen: Bereitssschaftspotentiale und reafferente Potentiale.
Pflügers Archiv für die gesamte Physiologie des Menschen und der Tiere 284, 1-17 (1965)

Küng, H., Projekt Weltethos, Piper, München, 10. Auflage 2006;
Der Anfang aller Dinge, Naturwissenschaft und Religion, Piper, München 2006

Lasswitz, Krieg zwischen 2 Planeten (Erde – Mars), ca. 1880

Laszlo, H., Das große Buch vom Glücklichsein, Alles zum Thema „Glück", Verlag 55Plus, Wien, 2005

Lehninger, A., Grundkurs Biochemie, de Gruyter, Berlin, 1985

Libet, Benjamin, Gleason, Curtis A.; Wright, Elwood W., Pearl, Dennis K.; Time of Conscious Intention to Act in Relation to Onset of Cerebral Activity (Readiness-Potential), Brain 106, 623-642 (1983);
Unconscious Cerebral Initiative and the Role of Conscious Will in Voluntary Action, Behavioral and Brain Sciences 8, 529-566, 1985

Lipton, B., The Biology of Belief: Unleashing the Power of Consciousness, Matter and Miracles, Mountain of Love, 2005

Lüscher, E., Piper Buch der modernen Physik, Piper, München, 1980

Meryn, S., et al, Der Mann 2000. Die Hormon-Revolution, Ueberreuter, Wien, 1999

Monod, J., Zufall und Notwendigkeit, Philosophische Fragen der modernen Biologie, Piper, München, 1971

Moore, R., Die Evolution, Time-Life International, 1970

Mottram, V., The Physical Basis of Personality, Penguin Books, 1952

Murray, J., Mathematical Biology, Springer, Berlin, 1993

Nagel, Thomas, Der Blick von Nirgendwo, Frankfurt/M, Suhrkamp, 1992

Nicolis, N., Prigogine, I., Self-Organisation in Non-Equi librium Systems, J.Wiley, New York, 1977

Omnès, R., Understanding Quantum Mechanics, Princeton University Press, Princeton, N.J., 1999

Parsegian, V., Harnessing the Hubris: Useful Things Physicists Could Do in Biology, Physics Today, July 1997, p 23-27

Pearce, J.C., The Biology of Transcendence, A Blue Print of the Human Spirit, Park Street Press, USA, 2004

Pennock, R., Tower of Babel, The Evidence Against the New Creationism, Reports of the National Center for Science Education, Berkeley, CA, 1999

Pert, C., Everything you need to Feel Go(o)d, Hayhouse, Carlsbad, CA, 2006

Planck, M., Vom Wesen der Willensfreiheit. Vortrag 27.11.1936 in Leipzig, Deutsche Philosophische Gesellschaft

Prigogine, I., Stenger, I., Order Out of Chaos, Bantam Books, New York, 1984

Roth, Gerhard, Das Gehirn und seine Wirklichkeit – Kognitive Neurobiologie und seine philosophischen Konsequenzen, Suhrkamp 1997, ISBN 3-518-28875-X; Fühlen, Denken, Handeln, Suhrkamp, Frankfurt/M, 2001

Römpp, H., Chemie Lexikon, Franckh, Stuttgart, 1958

Rose, M., Darwins Welt. Von Forschern, Finken und der Evolution, Piper, München, 2003

Rosenfeld, E., Lehrbuch der anorganischen Chemie, Wien, 1939

Sagan, C., Contact, Knaur, München, 1997: Roman über den Kontakt mit außerirdischen Intelligenzen

Satinover, J., The Quantum Brain, J. Wiley, New York, 2001

Schirrmacher, F., Das Methusalem-Komplott, Heyne, 2005, München

Schmidt, G., Nanoparticles. From Theory to Application, Wiley-VCH, 2003

Schopenhauer, A., Die Welt als Wille und Vorstellung, Sämtliche Werke, Suhrkamp, Frankfurt/M

Schrödinger, E., Was ist Leben? Die lebende Zelle mit den Augen des Physikers betrachtet, Francke, Bern, 1946; What is Life? The Physical Aspects of Living Cells, Cambridge University Press, Cambridge, UK, 1944; Die Besonderheit des Weltbildes der Naturwissenschaft, Acta Physica Austriaca, 2, Nr 3 (1947), 201 – 245; Geist und Materie, Vieweg, Braunschweig 1959

Schultz, J., Das autogene Training, Thieme, Stuttgart, 2003

Schwabl, F., Quantenmechanik, Springer, Berlin, 1988

Shannon, C.E., Weaver, W., Mathematical Theory of Communication, University Illinois Press, 1963

Siemens, Pictures of the Future, Frühjahr 2007, S.51 ff, www.siemens.de/pof, Molekulare Medizin (mit download), verschiedene Autoren, Zeitschr.f.Forschung und Innovation, Heft Frühjahr 2007

Spitzer, M., Selbstbestimmen. Gehirnforschung und die Frage: Was sollen wir tun? Spektrum, Akademischer Verlag, Heidelberg 2004

Stapp, H.P., Mind, Matter and Quantum Mechanics, Springer, Berlin, 2004

Sterner, R., Elser, J. et al, Ecological Stoichiometry: The Biology of Elements from Molecules to the Biosphere, Princeton University Press, 1959

Thewlis, J., Encyclopedic Dictionary of Physics, Pergamon Press, Oxford, 1962

Thirring, W., Kosmische Impressionen, Gottes Spuren in den Naturgesetzen, Molden, Wien, 2004; Quantenmechanik (Institutsskriptum)

Tuszynski, J., Kurzynski, M., Introduction to Molecular Biophysics, CRC Press, Boca Raton, 2003; The Emerging Physics of Consciousness, Springer, Wien, 2005

Waal, Frans de, Der gute Affe, Der Ursprung von Recht und Unrecht bei Menschen und anderen Tieren, Hanser, München, 1997

Wurtman, J., Managing Your Mind and Mood Through Food, Perennial, 1998

Index

194

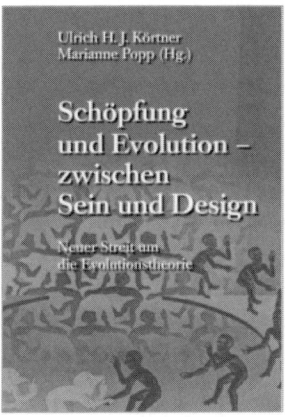

Ulrich Körtner/

Marianne Popp (Hg.)

Schöpfung und Evolution – zwischen Sein und Design

Neuer Streit um die Evolutionstheorie

2007. 17 x 24 cm.

261 S. Gb.

ISBN 978-3-205-77644-4

WEIMAR

KÖLN

WIEN

Folgt die Evolution einem göttlichen Plan oder dem blinden Zufall? Ist die Evolutionstheorie durch Fakten hinreichend bewiesen, oder handelt es sich um eine noch immer unbewiesene Theorie? Gibt es umgekehrt einleuchtende Gründe, an die Existenz eines Schöpfergottes zu glauben, oder ist der Schöpfungsglaube durch die modernen Naturwissenschaften widerlegt? Nicht nur die öffentlichen Äußerungen des Wiener Erzbischofs Kardinal Schönborn, sondern auch die streitbaren Bücher des Biologen und bekennenden Atheisten Richard Dawkins heizen die Diskussion an. Besteht zwischen Evolutionstheorie und Glaube überhaupt ein notwendiger Widerspruch, oder werden in der aktuellen Debatte falsche Alternativen aufgestellt? Diesen Fragen gehen die interdisziplinären Beiträge des vorliegenden Buches aus Biologie, Philosophie und Theologie auf den Grund. Renommierte Wissenschaftler melden sich hier zu Wort, die seit Jahren eine interdisziplinäre Arbeitsgemeinschaft bilden und regelmäßig gemeinsame Lehrveranstaltungen zum Dialog zwischen Natur- und Geisteswissenschaften halten.

Wiesingerstrasse 1, 1010 Wien, Telefon (01) 330 24 27-0, Fax 330 24 27 32

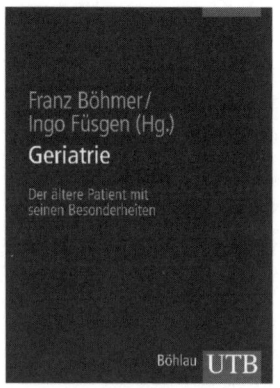

Franz Böhmer,

Ingo Füsgen (Hg.)

Geriatrie

Der ältere Patient mit

seinen Besonderheiten

2008. 170 x 240 mm.

613 Seiten, zahlr. s/w-Abb., Br.

ISBN 978-3-8252-8404-6

Der demographische Wandel in den Industriestaaten beschert der Medizin immer mehr ältere multimorbide Patienten mit meist chronischen Krankheiten. Diese schnell wachsende Patientengruppe hebt sich durch ihre Besonderheit in der Prävention, Diagnostik, Therapie und Rehabilitation deutlich von den jüngeren Altersgruppen ab. Dabei ist eine konsequente Berücksichtigung der Multimorbidität bei der Betrachtung und Behandlung der zahlreichen Beschwerden und Krankheitsprobleme notwendig. Dieses Taschenlehrbuch ist ein praktischer Leitfaden für Mediziner, die mit dieser Betreuung alter Menschen befasst sind, seien es Medizinstudenten, Ärzte im Praktikum, Assistenzärzte auf geriatrischen Stationen oder Allgemeinmediziner. In der kurzen, prägnanten und praxisorientierten Darstellung aller wichtigen Aspekte geriatrischer Medizin stehen die geriatrischen Syndrome sowie organspezifische Krankheiten, die im Alter häufig sind oder Besonderheiten aufweisen, im Mittelpunkt. Bei den Autoren handelt es sich um Lehrstuhlinhaber der Geriatrie bzw. geriatrische Chefärzte, die mit den täglichen Problemen älterer Patienten vertraut sind. So entstand ein didaktisch hervorragend aufbereitetes Lehrbuch und ein zuverlässiges Nachschlagwerk für alle in der Altersmedizin Tätigen.

Wiesingerstrasse 1, 1010 Wien, Telefon (01)330 24 27-0, Fax 330 24 27 32

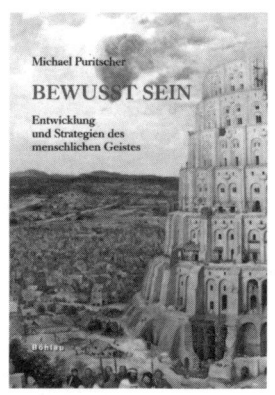

Michael Puritscher

Bewusst sein

Entwicklung und Strategien
des menschlichen Geistes

2008. 170 x 240 mm.

434 S. 3 s/w-Abb. Gb.

ISBN 978-3-205-77732-8

Die Ausbildung des menschlichen Bewußtseins hat uns auch das Wissen um die eigene Vergänglichkeit beschert. In der Geschichte dieser Bewußtwerdung haben wir auf diese Erkenntnis mit eine Reihe von Bewältigungs- und Verteidigungsstrategien reagiert, die sich als Religionen und Ideologien in unserem kollektiven Denken verankert haben. Der Verstand kommt vor dem Tod wie vor einer unüberwindbaren Mauer zum Stillstand, er kann seinen Tod nicht denken. Der Mensch begegnet der universalen Angst vor dem Tode mit dem Glauben an die eigene Unsterblichkeit. Bleibt die Sinnfrage aber für uns unbeantwortet, können Angst, Melancholie, Depression zu unserem Lebensbegleiter werden, ja unser Leben gefährden. Der Autor beschreibt die Genese des menschlichen Geistes und den derzeitigen Stand der evolutionären Forschung über das Selbstbewußtsein, die Bewältigungsstrategien, die der Mensch zum Schutz vor dem eigenen Bewußt Sein entwickelt hat, und in welcher Form es bei Versagen dieser Strategien zur individuellen und kollektiven Gefährdung kommen kann.

WIEN KÖLN WEIMAR

WIESINGERSTRASSE 1, 1010 WIEN, TELEFON (01)330 24 27-0, FAX (01)330 24 32